《 幼稚園教育要領 改訂
保育所保育指針 改定
幼保連携型認定こども園教育・保育要領 改訂 》について

無藤　隆　監修

同文書院

============================ 目　次 ============================

第1章　幼稚園教育要領の改訂について　3
　1.　はじめに　3
　2.　幼稚園教育要領改訂のポイント　6
　3.　新しい幼稚園教育要領の概要　8

第2章　保育所保育指針の改定について　12
　1.　はじめに　12
　2.　保育所保育指針改定のポイント　14
　3.　新しい保育所保育指針の概要　17

第3章　幼保連携型認定こども園教育・保育要領の改訂について　19
　1.　はじめに　19
　2.　幼保連携型認定こども園教育・保育要領改訂のポイント　20
　3.　新しい幼保連携型認定こども園教育・保育要領の概要　22

資料　幼稚園教育要領　27
資料　保育所保育指針　36
資料　幼保連携型認定こども園教育・保育要領　53

第1章　幼稚園教育要領の改訂について

1．はじめに

　新幼稚園教育要領（以下，新教育要領とも）は，2016（平成28）年12月の中央教育審議会による答申「幼稚園，小学校，中学校，高等学校及び特別支援学校の学習指導要領等の改善及び必要な方策等について」を踏まえ，幼稚園の教育課程の基準の改正を図ったものである。2017（平成29）年3月31日告示され，1年間の周知期間を経た後，2018（平成30）年4月1日から施行されることになる。

（1）中央教育審議会による答申

　今回の中央教育審議会による答申のポイントは，現行の学習指導要領で謳われている知（確かな学力）・徳（豊かな人間性）・体（健康・体力）にわたる「生きる力」を，将来子どもたちがより一層確実に育むためには何が必要かということにある。

　今後，人工知能（AI）のさらなる進化によって，現在，小・中学校に通う子どもたちが成人となる2030年以降の世界では，現在ある仕事の半数近くが自動化される可能性があるといわれている。また子どもたちの65％が今は存在しない職業に就くであろうと予測されている。インターネットが地球の隅々まで普及した現代において，さまざまな情報が国境や地域を越えて共有化され，グローバル化の流れはとどまるところを知らない。今後，社会の変化はさらに速度を増し，今まで以上に予測困難なものとなっていくであろう。

　こうした予測困難な未来社会において求められるのは，人類社会，日本社会，さらに個人としてどのような未来を創っていくのか，どのように社会や自らの人生をよりよいものにするのかという目的意識を主体的に持とうとすることである。そして，複雑に入り混じった環境の中でも状況を理解し，その目的に必要な情報を選択・理解し，自分の考えをまとめ，多様な他者と協働しながら，主体的に社会や世界と関わっていくこと，こうした資質・能力が求められている。

　また近年，国際的にも忍耐力や自己制御，自尊心といった社会情動的スキル，いわゆる非認知的能力を幼児期に身につけることが，大人になってからの生活に大きな差を生じさせるといった研究成果が発表されている。非認知的能力とは，「学びに向かう力や姿勢」と呼ばれることもあり，「粘り強く取り組んでいくこと，難しい課題にチャレンジする姿勢」などの力をさす。従来はその子どもの気質，性格と考えられていたが，現在では適切な環境を与えることでどの子どもでも伸ばすことが可能な能力（スキル）として捉えられるようになっている。

　そのため，今回の答申では，こうした資質・能力を育むための「主体的・対話的で深い学び」（アクティブ・ラーニング）の実現の重要性を強調している。その上で「何のために学ぶのか」という学習の意義を共有しながら，授業の創意工夫や教科書等の教材の改善を引き出していけるよう，すべての教科等また幼児教育について，①知識及び技能，②思考力，判断力，表現力等，③学びに向かう力，人間性等，の3つの柱に再整理している（図1-1）。

（2）幼稚園を取り巻く環境

　わが国の幼稚園児数は，1978（昭和53）年の249万7,895人をピークに減少し続けており，2009（平成21）年163万336人，2013（平成25）年158万3,610人，2016年133万9,761人，2017年

幼児教育において育みたい資質・能力の整理

小学校以上	知識・技能	思考力・判断力・表現力等	学びに向かう力・人間性等

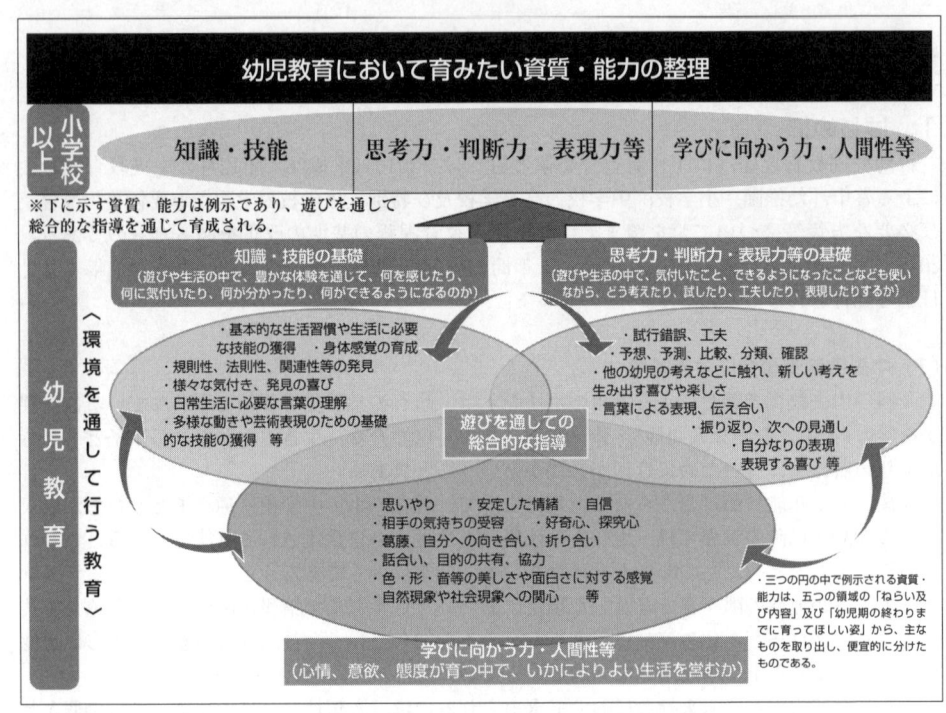

※下に示す資質・能力は例示であり、遊びを通して総合的な指導を通じて育成される。

〈環境を通して行う教育〉

幼児教育

知識・技能の基礎
（遊びや生活の中で、豊かな体験を通じて、何を感じたり、何に気付いたり、何が分かったり、何ができるようになるのか）

・基本的な生活習慣や生活に必要な技能の獲得 ・身体感覚の育成
・規則性、法則性、関連性等の発見
・様々な気付き、発見の喜び
・日常生活に必要な言葉の理解
・多様な動きや芸術表現のための基礎的な技能の獲得 等

思考力・判断力・表現力等の基礎
（遊びや生活の中で、気付いたこと、できるようになったことなども使いながら、どう考えたり、試したり、工夫したり、表現したりするか）

・試行錯誤、工夫
・予想、予測、比較、分類、確認
・他の幼児の考えなどに触れ、新しい考えを生み出す喜びや楽しさ
・言葉による表現、伝え合い
・振り返り、次への見通し
・自分なりの表現
・表現する喜び 等

遊びを通しての総合的な指導

・思いやり ・安定した情緒 ・自信
・相手の気持ちの受容 ・好奇心、探究心
・葛藤、自分への向き合い、折り合い
・話合い、目的の共有、協力
・色・形・音等の美しさや面白さに対する感覚
・自然現象や社会現象への関心 等

学びに向かう力・人間性等
（心情、意欲、態度が育つ中で、いかによりよい生活を営むか）

・三つの円の中で例示される資質・能力は、五つの領域の「ねらい及び内容」及び「幼児期の終わりまでに育ってほしい姿」から、主なものを取り出し、便宜的に分けたものである。

図1-1　幼児教育において育みたい資質・能力

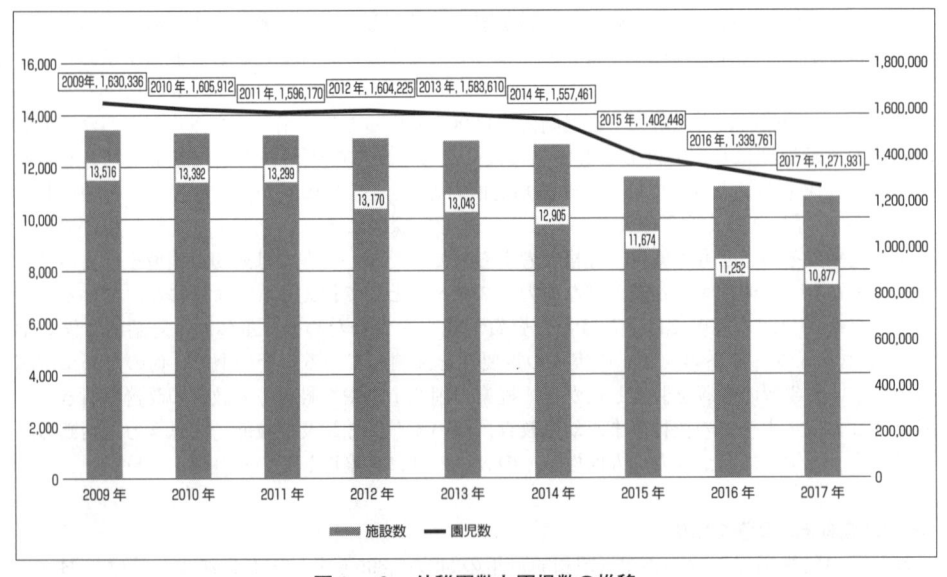

施設数・園児数の推移：
- 2009年: 13,516 / 1,630,336
- 2010年: 13,392 / 1,605,912
- 2011年: 13,299 / 1,596,170
- 2012年: 13,170 / 1,604,225
- 2013年: 13,043 / 1,583,610
- 2014年: 12,905 / 1,557,461
- 2015年: 11,674 / 1,402,448
- 2016年: 11,252 / 1,339,761
- 2017年: 10,877 / 1,271,931

図1-2　幼稚園数と園児数の推移

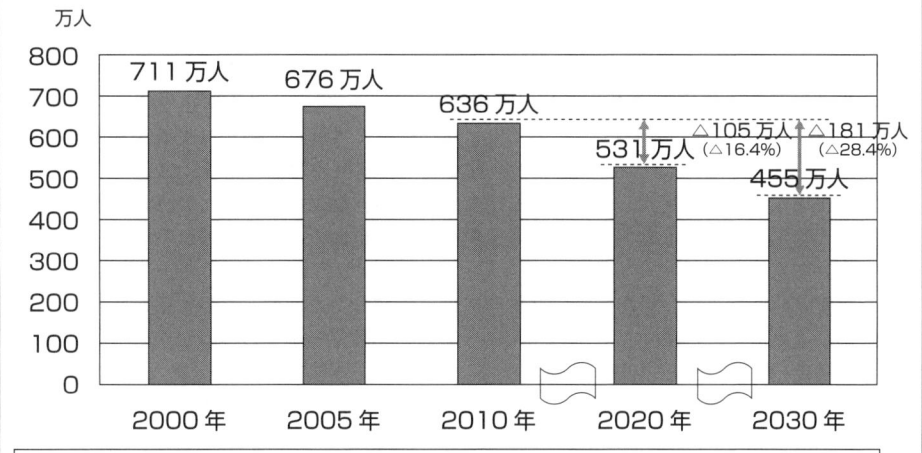

人口推計に基づく将来の０〜５歳児について（中位推計）
該当年齢人口全体の推計（０〜５歳）

年	人口
2000年	711万人
2005年	676万人
2010年	636万人
2020年	531万人（△105万人、△16.4%）
2030年	455万人（△181万人、△28.4%）

（出典）2000年、2005年、2010年については国勢調査による。2020年及び2030年の該当年齢人口については、「日本の将来の人口推計（出生中位、死亡中位）」（H24.1 国立社会保障・人口問題研究所）に基づき学齢計算。（各年10月1日時点）

図１－３　０〜５歳児の人口推移

では127万1,931人となった。また幼稚園の設置数も，1985（昭和60）年の１万5,220園をピークに減少し，2009年１万3,516園，2013年１万3,043園，2016年１万1,252園，2017年では１万877園となっている（図１－２）（なお，2015年から2017年に認定こども園に移行した幼稚園は1,454園。詳細は『第３章　幼保連携型認定こども園教育・保育要領について』を参照）。一方，保育所等の入所児数は1980（昭和55）年まで増加し続け（1978年191万3,140人）その後一旦減少したが，1996（平成８）年から再び増加し，2009年には204万934人，2013年221万9,581人，さらに子ども・子育て支援新制度がスタートした2015年には237万3,614人，2017年は254万6,669人となっている（2015年からの数値は幼保連携型認定こども園，幼稚園型認定こども園等，特定地域型保育事業を含む，第２章図２－１参照）。

　このように保育所利用児童の増加の一方で，わが国の０〜５歳児の人口は2000（平成12）年の711万人から2030年には455万人まで減少すると予想されており，少子化傾向に歯止めが掛かる兆しは見えていない（図１－３）。全国的に幼稚園児数が減少し続けるのに対し，保育所等のニーズが増え続ける背景には，女性の社会進出に伴い乳幼児を持つ母親の就業が増えていること，長期化する景気の低迷から共働き家庭の増加や長時間労働の蔓延などがあげられている。なかでも３歳未満の待機児童数は毎年２万人前後で推移しており，この年齢層の保育ニーズはさらに増えていくものと見られている（第２章図２－３参照）。

　日本総合研究所の調査によると，出生率が現状のまま推移し，乳幼児を持つ母親の就業率が過去10年間と同じペースで上昇する出生中位・就業中位の場合，保育所ニーズは2015年の233万人から2020年には254万人に増え，その後2040年までほぼ横ばいとなるとしている。一方，幼稚園ニーズは2015年の151万人から2040年には64万人に減少すると見ている。また，出生中

位のまま母親の就業率が2倍のペースで増え続ける就業高位では，保育所ニーズが2040年に1.4倍の334万人と増える一方，幼稚園ニーズは2040年には35万人と2015年の4分の1に激減するとしている。

　もし幼稚園が従来の3歳以上の子どもを対象とした教育時間内の幼児教育にのみ特化するならば，幼稚園を取り巻く環境が今後，好転することは難しいだろう。しかし，共働きの保護者の希望に応え，教育時間外に子どもを保育する「預かり保育」を積極的に実施している施設は増えている。私立幼稚園の預かり保育の実施率は，1997（平成9）年度には46％だったが，2014（平成26）年度には95.0％とほとんどの私立幼稚園で実施している（平成26年度幼児教育実態調査，文部科学省）。また，子ども・子育て支援新制度の開始により，3歳未満児の保育を行う小規模保育施設を併設した幼稚園も出てきている。従来の幼稚園という枠にとらわれることなく，幼児教育・保育をトータルに考え実践する幼稚園のみが生き残れる時代になったといえよう。

　また教育という観点から見た場合，幼稚園には長年にわたる幼児教育の蓄積があり，保護者が幼稚園に求めるところは少なくない。特に今回の中央教育審議会の答申が求める①知識及び技能（の基礎），②思考力，判断力，表現力等（の基礎），③学びに向かう力，人間性等，の3つの資質・能力の基礎を育む場として，幼稚園の果たす役割はさらに重要度を増すものと考えられる。

　本章では，新教育要領に記載されている今後の幼稚園教育に求められる「幼児教育において育みたい資質・能力」「幼児期の終わりまでに育ってほしい姿」などの具体的な内容について概説する。

2．幼稚園教育要領改訂のポイント
(1) 学校教育における幼稚園教育の位置付けの強化

　新教育要領において重要なことは，前回の改訂よりもさらに踏み込んで，幼稚園を学校教育の始まりとすることを強調している点である。現在の教育要領では，2008（平成20）年の学校教育法の改正により，幼稚園が学校教育の始まりとしてその存在が明確化され，幼児教育が公的な教育として捉えられている。さらに新教育要領ではその旨を新設した前文に明記している。

　この背景には，幼児教育がその後の学校教育の基礎を培う時期として重視され，さらに今回，幼稚園・保育所・幼保連携型認定こども園がともに幼児教育を実践する共通の施設として，その基礎を形成する場として強調されたということがある。なかでも幼稚園はその幼児教育のあり方を先導してきた施設なのであり，今後もそうであることが期待される。

　新教育要領で新設された「前文」には，「これからの幼稚園には，学校教育の始まりとして，こうした教育の目的及び目標の達成を目指しつつ，一人一人の幼児が，将来，自分のよさや可能性を認識するとともに，（中略）持続可能な社会の創り手となることができるようにするための基礎を培うことが求められる」とし，「幼稚園教育要領が果たす役割の一つは，公の性質を有する幼稚園における教育水準を全国的に確保することである」と記載されている。これは取りも直さず，より質の高い幼児教育の重要性の強調にほかならず，幼稚園教育（ひいては幼児教育）と小学校教育との円滑な接続が求められている。

(2) 幼稚園教育において育みたい資質・能力および「幼児期の終わりまでに育ってほしい姿」

　では，ここで述べられている「幼稚園における教育水準」とは何を意味するのであろうか。それは小学校以降で行われる文字の読み書き，計算といった小学校教育の先取りではない。本来の意味は，幼児の自発的な活動である遊びや生活を通して，「幼稚園教育で育みたい３つの資質・能力」を育成し，その具体的な現れとして「幼児期の終わりまでに育ってほしい10の姿」を実現していくことにある。

　なお，この３つの資質・能力は，これまでの幼稚園教育要領で規定されてきた５領域（「健康」「人間関係」「環境」「言語」「表現」）に基づく遊びを中心とした活動全体を通じて育まれていくものである。

① 豊かな体験を通じて，感じたり，気付いたり，分かったり，できるようになったりする「知識及び技能の基礎」
② 気付いたことや，できるようになったことなどを使い，考えたり，試したり，工夫したり，表現したりする「思考力，判断力，表現力等の基礎」
③ 心情，意欲，態度が育つ中で，よりよい生活を営もうとする「学びに向かう力，人間性等」

　つまり，気付くこと，考えること，試し，工夫すること，また心動かし，やりたいことを見出し，それに向けて粘り強く取り組むことなどを指している。それらは相互に結びついて一体的に育成されていく。

　そして，この３つの資質・能力が育まれている幼児の幼稚園修了時の具体的な姿「幼児期の終わりまでに育ってほしい10の姿」が以下の10項目である（詳細は「新教育要領」第１章第２を参照）。ここで，実際の指導ではこれらが到達すべき目標を示したものではないことや，個別に取り出されて指導されるものではないことに十分留意する必要がある。

① 健康な心と体
② 自立心
③ 協同性
④ 道徳性・規範意識の芽生え
⑤ 社会生活との関わり
⑥ 思考力の芽生え
⑦ 自然との関わり・生命尊重
⑧ 数量や図形，標識や文字などへの関心・感覚
⑨ 言葉による伝え合い
⑩ 豊かな感性と表現

(3) カリキュラム・マネジメント

　幼稚園では，教育基本法および学校教育法その他の法令ならびに幼稚園教育要領に基づき，それぞれの園の運営方針，指導方針の基礎となる教育課程を編成することが義務付けられている。教育課程や預かり保育の計画等を合わせて，全体的な計画と呼んでいる。新教育要領では，「幼児期の終わりまでに育ってほしい姿」を踏まえて教育課程を編成し，この教育課程を実施，評価し，改善を図っていくこと（PDCAサイクル），また教育課程の実施に必要な人的または物的な体制を，家庭や地域の外部の資源も含めて活用しながら，各幼稚園の教育活動の質の向上を図っていくカリキュラム・マネジメントの考え方が導入されている。幼稚園等では，教科書のような教材を用いずに，環境を通した教育を基本としており，また幼児の家庭との関係の緊密度が他校種と比べて高いこと，ならびに預かり保育・子育ての支援などの教育課程以外の活動が多くの幼稚園で実施されていることなどから，カリキュラム・マネジメントはきわめて重要とされている。

(4)「主体的・対話的で深い学び」(アクティブ・ラーニング) の実現

　新教育要領では,「指導計画の作成上の留意事項」に「主体的・対話的で深い学び」(アクティブ・ラーニング) の考えが加わった。

　中央教育審議会の答申で述べられているように, これからの予測困難な未来を切り開いていくためには, 学ぶことに興味・関心を持ち, 見通しを持って粘り強く取り組み, 自己の学習活動を振り返って次につなげる「主体的な学び」, 子ども同士の協働・教職員や地域の人との対話・先哲の考え方を手がかりに考えるなどを通じて, 自己の考えを広め深める「対話的な学び」, そして得られた知識を相互に関連付けてより深く理解したり, 情報を精査して考えを形成したり, 問題を見出し解決策を思考したり, 自分の思い・考えを基に創造へと向かう「深い学び」のアクティブ・ラーニングの実現が求められている。教育要領では, 従来から重視されてきた, 体験の多様性と関連性を進める中で, この3つの学びを実現していく。様々な心動かされる体験をして, そこから次にしたい活動が生まれ, さらに体験を重ねていき, それらの体験がつながりながら, 学びを作り出す。その際, 振り返ったり見通しを立てたり, 考え工夫して様々に表現し対話を行い, さらに身近な環境への関わりから意味を見出していくのである。

　幼児教育における重要な学習である「遊び」においても, この主体的・対話的で深い学びの視点, すなわちアクティブ・ラーニングの視点に基づいた指導計画の作成が必要となる。

(5) 言語活動の充実

　新教育要領の「指導計画の作成上の留意事項」では「主体的・対話的で深い学び」とともに,「言語活動の充実」が新たに加えられた。これは「幼児期の終わりまでに育ってほしい10の姿」の9番目にある「言葉による伝え合い」および第2章「ねらい及び内容」の5領域の「言葉」とも関連する項目であるが, 言語能力の発達が思考力等のさまざまな能力の発達に関連していることを踏まえ, 絵本や物語, 言葉遊びなどを通して, 言葉や表現を豊かにすることで, 自分の経験・考えを言葉にする思考力やそれを相手に伝えるコミュニケーション能力の発達を促していこうとの狙いが読み取れる。

(6) 地域における幼児教育の中心的役割の強化

　前回の改訂から幼稚園の地域における保護者の幼児教育のセンターとしての役割が求められるようになった。さらにこの10年間では貧困家庭, 外国籍家庭や海外から帰国した幼児など特別な配慮を必要とする家庭・子どもの増加, また児童虐待の相談件数の増加など, 子どもと保護者を取り巻く状況も大きく変化している。このため新教育要領では,「心理や保健の専門家, 地域の子育て経験者等と連携・協働しながら取り組むよう配慮する」との記載を追加することで, その役割のさらなる専門化を図っている。

3. 新しい幼稚園教育要領の概要 (中央説明会資料による)

(1) 前文の趣旨及び要点

　今回の改訂では, 新たに前文を設け, 次の事項を示した。
　① 教育基本法に規定する教育の目的や目標の明記とこれからの学校に求められること
　②「社会に開かれた教育課程」の実現を目指すこと
　　教育課程を通して, これからの時代に求められる教育を実現していくためには, よりよい学校教育を通してよりよい社会を創るという理念を学校と社会とが共有することが求められ

る。
　そのため，それぞれの幼稚園において，幼児期にふさわしい生活をどのように展開し，どのような資質・能力を育むようにするのかを教育課程において明確にしながら，社会との連携及び協働によりその実現を図っていく，「社会に開かれた教育課程」の実現が重要となることを示した。
③ 幼稚園教育要領を踏まえた創意工夫に基づく教育活動の充実
　幼稚園教育要領は，公の性質を有する幼稚園における教育水準を全国的に確保することを目的に，教育課程の基準を大綱的に定めるものであり，それぞれの幼稚園は，幼稚園教育要領を踏まえ，各幼稚園の特色を生かして創意工夫を重ね，長年にわたり積み重ねられてきた教育実践や学術研究の蓄積を生かしながら，幼児や地域の現状や課題を捉え，家庭や地域社会と協力して，教育活動の更なる充実を図っていくことが重要であることを示した。

(2)「総則」の改訂の要点

　総則については，幼稚園，家庭，地域の関係者で幅広く共有し活用できる「学びの地図」としての役割を果たすことができるよう，構成を抜本的に改善するとともに，以下のような改訂を行った。
① 幼稚園教育の基本
　幼児期の教育における見方・考え方を新たに示すとともに，計画的な環境の構成に関連して教材を工夫することを新たに示した。
② 幼稚園教育において育みたい資質・能力及び「幼児期の終わりまでに育ってほしい姿」
　幼稚園教育において育みたい資質・能力と「幼児期の終わりまでに育ってほしい姿」を新たに示すとともに，これらと第2章の「ねらい及び内容」との関係について新たに示した。
③ 教育課程の役割と編成等
　次のことを新たに示した。
・各幼稚園においてカリキュラム・マネジメントの充実に努めること
・各幼稚園の教育目標を明確にし，教育課程の編成についての基本的な方針が家庭や地域とも共有されるよう努めること
・満3歳児が学年の途中から入園することを考慮し，安心して幼稚園生活を過ごすことができるよう配慮すること
・幼稚園生活が安全なものとなるよう，教職員による協力体制の下，園庭や園舎などの環境の配慮や指導の工夫を行うこと
・「幼児期の終わりまでに育ってほしい姿」を共有するなど連携を図り，幼稚園教育と小学校教育との円滑な接続を図るよう努めること
・教育課程を中心に，幼稚園の様々な計画を関連させ，一体的に教育活動が展開されるよう全体的な計画を作成すること
④ 指導計画の作成と幼児理解に基づいた評価
　次のことを新たに示した。
・多様な体験に関連して，幼児の発達に即して主体的・対話的で深い学びが実現するようにすること
・幼児の発達を踏まえた言語環境を整え，言語活動の充実を図ること
・幼児の実態を踏まえながら，教師や他の幼児と共に遊びや生活の中で見通しをもった

り，振り返ったりするよう工夫すること
- 幼児期は直接的な体験が重要であることを踏まえ，視聴覚教材やコンピュータなど情報機器を活用する際には，幼稚園生活では得難い体験を補完するなど，幼児の体験との関連を考慮すること
- 幼児一人一人のよさや可能性を把握するなど幼児理解に基づいた評価を実施すること
- 評価の実施に当たっては，指導の過程を振り返りながら幼児の理解を進め，幼児一人一人のよさや可能性などを把握し，指導の改善に生かすようにすることに留意すること

⑤ 特別な配慮を必要とする幼児への指導
次のことを新たに示した。
- 障害のある幼児などへの指導に当たっては，長期的な視点で幼児への教育的支援を行うための個別の教育支援計画と，個別の指導計画を作成し活用することに努めること
- 海外から帰国した幼児や生活に必要な日本語の習得に困難のある幼児については，個々の幼児の実態に応じ，指導内容等の工夫を組織的かつ計画的に行うこと

⑥ 幼稚園運営上の留意事項
次のことを新たに示した。
- 園長の方針の下に，教職員が適切に役割を分担，連携しつつ，教育課程や指導の改善を図るとともに，学校評価については，カリキュラム・マネジメントと関連付けながら実施するよう留意すること
- 幼稚園間に加え，小学校等との間の連携や交流を図るとともに，障害のある幼児児童生徒との交流及び共同学習の機会を設け，協働して生活していく態度を育むよう努めること

(3)「ねらい及び内容」の改訂の要点

「ねらい」を幼稚園教育において育みたい資質・能力を幼児の生活する姿から捉えたもの，「内容の取扱い」を幼児の発達を踏まえた指導を行うに当たって留意すべき事項として新たに示すとともに，指導を行う際に「幼児期の終わりまでに育ってほしい姿」を考慮することを新たに示した。

① 領域「健康」
見通しをもって行動することを「ねらい」に新たに示した。また，食べ物への興味や関心をもつことを「内容」に示すとともに，「幼児期運動指針」（平成24年3月文部科学省）などを踏まえ，多様な動きを経験する中で，体の働きを調整するようにすることを「内容の取扱い」に新たに示した。さらに，これまで第3章指導計画作成に当たっての留意事項に示されていた安全に関する記述を，安全に関する指導の重要性の観点等から「内容の取扱い」に示した。

② 領域「人間関係」
工夫したり，協力したりして一緒に活動する楽しさを味わうことを「ねらい」に新たに示した。また，諦めずにやり遂げることの達成感や，前向きな見通しをもつことなどを「内容の取扱い」に新たに示した。

③ 領域「環境」
日常生活の中で，我が国や地域社会における様々な文化や伝統に親しむことなどを「内容」に新たに示した。また，文化や伝統に親しむ際には，正月や節句など我が国の伝統的な行

事，国歌，唱歌，わらべうたや伝統的な遊びに親しんだり，異なる文化に触れる活動に親しんだりすることを通じて，社会とのつながりの意識や国際理解の意識の芽生えなどが養われるようにすることなどを「内容の取扱い」に新たに示した。
④ 領域「言葉」
　言葉に対する感覚を豊かにすることを「ねらい」に新たに示した。また，生活の中で，言葉の響きやリズム，新しい言葉や表現などに触れ，これらを使う楽しさを味わえるようにすることを「内容の取扱い」に新たに示した。
⑤ 領域「表現」
　豊かな感性を養う際に，風の音や雨の音，身近にある草や花の形や色など自然の中にある音，形，色などに気付くようにすることを「内容の取扱い」に新たに示した。

(4)「教育課程に係る教育時間の終了後等に行う教育活動などの留意事項」の改訂の要点
① 教育課程に係る教育時間の終了後等に行う教育活動などの留意事項
　教育課程に係る教育時間終了後等に行う教育活動の計画を作成する際に，地域の人々と連携するなど，地域の様々な資源を活用しつつ，多様な体験ができるようにすることを新たに示した。
② 子育ての支援
　幼稚園が地域における幼児期の教育のセンターとしての役割を果たす際に，心理や保健の専門家，地域の子育て経験者等と連携・協働しながら取り組むことを新たに示した。

＜参考文献＞
文部科学省『幼稚園教育要領』2017.3.31
厚生労働省『保育所保育指針』2017.3.31
内閣府・文部科学省・厚生労働省『幼保連携型認定こども園教育・保育要領』2017.3.31
中央教育審議会『幼稚園，小学校，中学校，高等学校及び特別支援学校の学習指導要領等の改善及び必要な方策等について（答申）』2016.12.21
文部科学省『学校基本調査』
無藤　隆『今後の幼児教育とは　幼稚園教育要領，保育所保育指針，幼保連携型認定こども園教育・保育要領，小学校学習指導要領の改訂を受けて』2017.1.16 国立教育政策研究所　幼児教育研究センター発足記念　平成28年度教育研究公開シンポジウム
淵上　孝『私立幼稚園を取り巻く現状と課題について』2016.1.28 全日本私立幼稚園連合会　平成27年度第2回都道府県政策担当者会議
池本美香，立岡健二郎『保育ニーズの将来展望と対応の在り方』JRI レビュー Vol.3，No.42 ㈱日本総合研究所
文部科学省『平成26年度幼児教育実態調査』2015.10
東京都教育委員会『小1問題・中1ギャップの予防・解決のための「教員加配に関わる効果検証」に関する調査　最終報告書について』2013.4.25

第2章　保育所保育指針の改定について

1．はじめに
(1) 中央教育審議会の答申と保育所保育指針
　2017（平成29）年3月31日，新保育所保育指針（以下，「新指針」とも）が告示され，これに続き，新指針の解説書『保育所保育指針解説書』の発行が通知された。

　今回改定された新指針は，1965（昭和40）年に保育所保育指針が策定されてから4回目の改定となる。なかでも2008（平成20）年の前回の改定からは，それまでの局長通知から厚生労働大臣による告示となり，遵守すべき法令となっている。

　今回の改定の特徴は，「第1章　幼稚園教育要領の改訂について」でも述べた2016（平成28）年12月の中央教育審議会による答申「幼稚園，小学校，中学校，高等学校及び特別支援学校の学習指導要領等の改善及び必要な方策等について」を踏まえ，新たな保育所保育指針においても「幼児教育を行う施設として共有すべき事項」として，3つの「育みたい資質・能力」ならびに10の「幼児期の終わりまでに育ってほしい姿」が記載されていることである。また，0歳から2歳児を中心とした3歳未満児の保育所利用児童数の増加といった保育所等における独自の問題への取り組みの積極的な対応も図られている。

(2) 保育所等を取り囲む環境
　図2-1に示すように，保育所等の利用児童数および設置数は，2009（平成21）年から2017年までの間いずれも増加している。特に子ども・子育て支援新制度がスタートした2015（平成27）年からは幼保連携型認定こども園，幼稚園型認定こども園等，特定地域型保育事業（小規模保育事業，家庭的保育事業，事業所内保育事業，居宅訪問型保育事業）が加わったことで，2017年には利用児童数254万6,669人，施設数では3万2,793施設と大きく拡大した。これは女性の社会進出に伴い乳幼児を持つ母親の就業が増えていること，また長期化する景気の低迷から共働き家庭の増加，長時間労働の蔓延など，小学校入学前の乳幼児の保育ニーズが高まっていることによる。

　なかでも3歳未満の乳幼児の利用数は多く，少子化が進んでいるにもかかわらず，2017年の保育所等を利用する3歳未満児数は103万1,486人と2009年の70万9,399人に比べ45.4％増，30万人近い増加となっている（図2-2）。また，3歳未満児の保育所等の待機児童数を見てみると，2009年から2017年にいたるまで毎年ほぼ2万人前後で推移している（図2-3）。これは保育所等の施設が近隣に新設されたことで，それまで出産を機に就業をあきらめていた女性たちが就業を目的に乳幼児の入所を希望するという，これまで表にあらわれなかった保育ニーズが顕在化しているためといわれている。産前産後休業後の職場復帰を考えている女性たちが子どもを預けるための保育所探しに奔走する「保活」という言葉が一般化しているように，3歳未満の乳幼児の保育ニーズが解消する兆しは見えていない。

　このため新指針では，乳児，1歳以上3歳未満児の保育についての記載の充実を図ることで，今後さらに増えていくであろう3歳未満児の保育の質的な向上を目指している。また，2016年12月の中央教育審議会による答申「幼稚園，小学校，中学校，高等学校及び特別支援学校の学習指導要領等の改善及び必要な方策等について」を踏まえ，新幼稚園教育要領との整合性を図ったより質の高い幼児教育の提供，食育の推進・安全な保育環境の確保などを訴えて

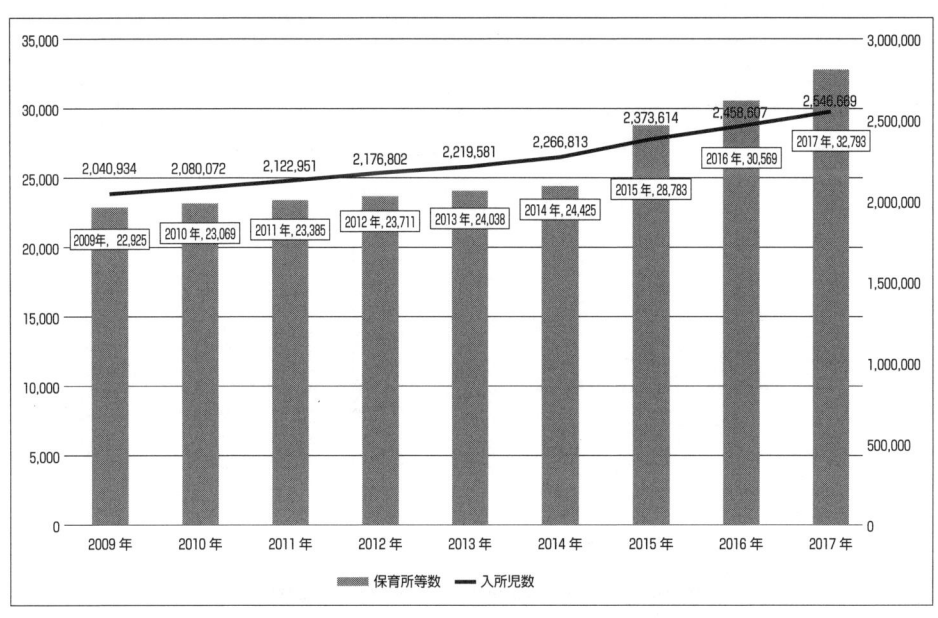

図2－1　保育所等施設数と入所児数の推移

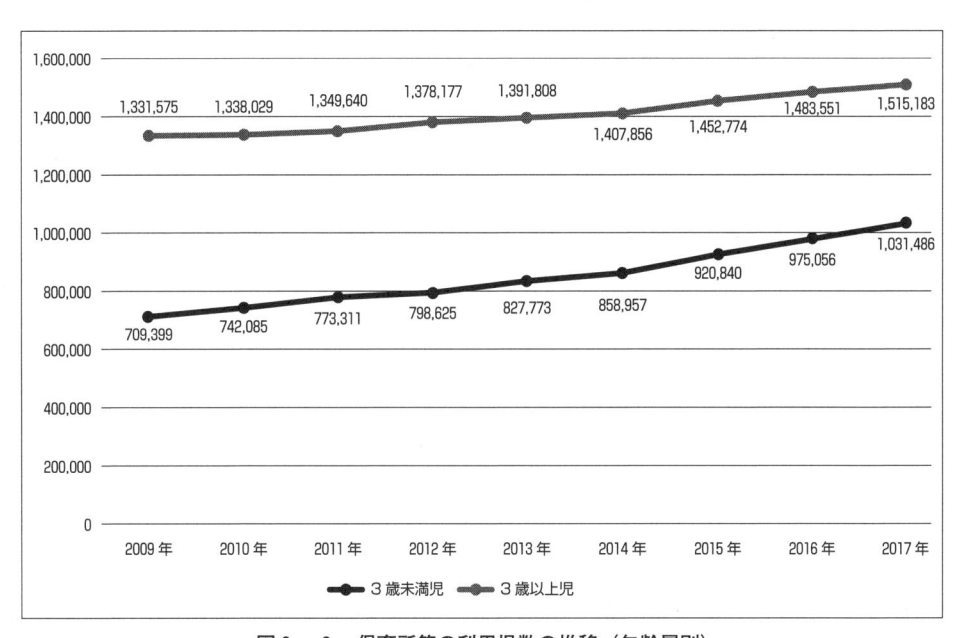

図2－2　保育所等の利用児数の推移（年齢層別）

13

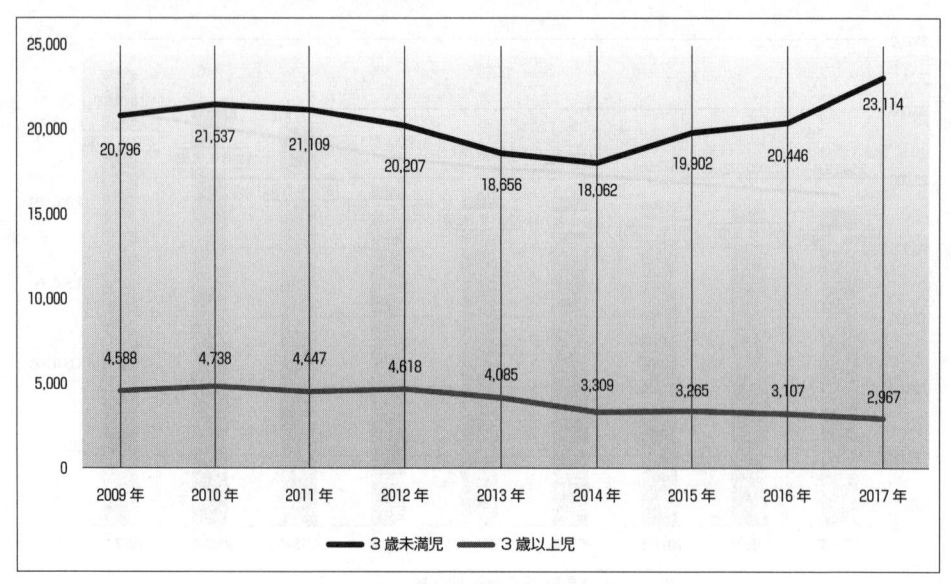

図2－3　保育所等待機児童数の推移（年齢層別）

いる。さらに，子育て世帯における子育ての負担や不安・孤立感の高まり・児童虐待相談件数の増加など子育てをめぐる地域や社会，家庭の状況の変化に対応し得る保育士としての専門性の向上など，今日的な施策を見据えた改定がなされている。

2．保育所保育指針改定のポイント
(1) 乳児・1歳以上3歳未満児の保育の重要性
　2017年の就学前児童のうち保育所等利用率は42.4％で，このうち3歳未満児は35.1％，さらに1・2歳児は45.7％を占めるまでになっている（2017年4月1日時点）。これに対し，2008年の全体の保育所等利用率は30.7％，このうち1・2歳児の利用率が27.6％であった。また前述したように，2017年の3歳未満児の保育所等の利用児童数は，2008年の前回の改定時に比べ52.5％増の103万1,486人となっている。このことから前回の改定から幼児保育を取り巻く環境，特に3歳未満児の保育所保育の重要性が大きくなっていることがわかる。なかでも乳児から2歳児までの時期は，保護者や保育士など特定のおとなとの間での愛着関係が形成されると同時に，周囲の人やもの，自然などとの関わりから自我が形成されていく，子どもの心身の発達にとって非常に重要な時期である。

　そのため，新指針では「第2章　保育の内容」を大きく変更している。前回の改定では，発達過程を8つの年齢に区分し，すべての年齢を通じた共通の記載となっていたが，新指針では「乳児」「1歳以上3歳未満児」「3歳以上児」の3年齢に区分している。そして各年齢における保育内容を5領域に則り，それぞれの年齢区分における成長の特徴を詳細に記載する内容となった（乳児に関しては，「健やかに伸び伸びと育つ」（健康の領域へ発展する），「身近な人と気持ちが通じ合う」（人間関係の領域へ発展する），「身近なものと関わり感性が育つ」（環境の領域へ発展する）の3つの関わりの視点）。なお「3歳以上児」については幼稚園教育要領の

「第2章 ねらい及び内容」に準拠している。

(2) 幼児教育の積極的な位置づけ

2016年12月の中央教育審議会による答申「幼稚園，小学校，中学校，高等学校及び特別支援学校の学習指導要領等の改善及び必要な方策等について」では，現行の学習指導要領で謳われている知（確かな学力）・徳（豊かな人間性）・体（健康・体力）にわたる「生きる力」を，将来子どもたちがより一層確実に育むためには何が必要かということをポイントに記載されている。特に今後，人工知能（AI）の技術が進み，社会環境・構造の大きな変化が予測される未来において，その変化を前向きに受け止め，主体的によりよい将来を創り出していこうとする姿勢がより重要となってくる。

そのため，新指針でも「幼児教育を行う施設として共有すべき事項」として，幼稚園教育要領および幼保連携型認定こども園教育・保育要領の改訂との整合性を図った「保育活動全体を通して育みたい」3つの「資質・能力」を記載している。

① 豊かな体験を通じて，感じたり，気付いたり，分かったり，できるようになったりする「知識及び技能の基礎」
② 気付いたことや，できるようになったことなどを使い，考えたり，試したり，工夫したり，表現したりする「思考力，判断力，表現力等の基礎」
③ 心情，意欲，態度が育つ中で，よりよい生活を営もうとする「学びに向かう力，人間性等」

そして以下の10項目が，この3つの資質・能力が育まれている幼児において「幼児期の終わりまでに育ってほしい具体的な姿」である。

① 健康な心と体　　　　　　⑥ 思考力の芽生え
② 自立心　　　　　　　　　⑦ 自然との関わり・生命尊重
③ 協同性　　　　　　　　　⑧ 数量や図形，標識や文字などへの関心・感覚
④ 道徳性・規範意識の芽生え　⑨ 言葉による伝え合い
⑤ 社会生活との関わり　　　　⑩ 豊かな感性と表現

保育所等における3歳以上の利用児童数は，前回の保育所保育指針の改定から増加傾向にあり，2015年からは子ども・子育て支援新制度の開始もあって幼稚園の園児数を上回るようになった（図1-2，図2-1参照）。こうした状況から，保育所等における幼児教育の重要性はさらに高まっていくものと考えられる。

なお幼稚園教育要領，幼保連携型認定こども園教育・保育要領に記載されている「主体的・対話的で深い学び」（アクティブ・ラーニング），「カリキュラム・マネジメント」については，新指針でそれらの用語を使っては触れていない。しかし，子どもの主体的な活動を促すために，全体的な計画などを子どもの実態や子どもを取り巻く状況の変化などに即して手直ししていく，PDCAの重要性について述べている（「主体的・対話的で深い学び」および「カリキュラム・マネジメント」については第1章を参照）。

(3) 小学校教育との円滑なつながり

従来，小学校教育はいわばゼロからスタートするものと考えられてきた。そのため，ほとんどの子どもが幼稚園，保育所，認定こども園などに通い，小学校教育に求められる幼児として

の資質・能力はある程度育成されており，既に多くを学んでいることが見逃されていた。そこで，幼児教育が保育所での教育を含め，小学校以降の学習や生活の基盤の育成につながる重要な機会であるとの認識から，保育所保育でも小学校とのつながりを一層図るべきことが強調されるようになった。

　このため新指針では，前回以上に「小学校との連携」の項の充実を図っている。具体的には「幼児期にふさわしい生活を通じて，創造的な思考や主体的な生活態度などの基礎を培うようにする」などの幼児教育の「見方・考え方」に通ずる表現を盛り込むとともに，「保育所保育において育まれた資質・能力を踏まえ（中略），小学校教師との意見交換や合同の研究の機会などを設け（中略）『幼児期の終わりまでに育ってほしい姿』を共有するなど連携を図り」など，幼児期に育ってほしい資質・能力とその具体的な姿を幼保小で連携し円滑な接続に向けていくことの重要性が明記されている。

(4) 健康および安全な保育環境の確保

　子どもの育ちをめぐる環境の変化を踏まえ，食育の推進，安全な保育環境の確保等の記載内容を変更している。食育に関しては，前回の改定以降，2回にわたる食育推進基本計画の策定を反映させ，保育所における食育のさらなる浸透を目指し，記述内容の充実を図っている。また，保育所における食物アレルギー有病率が4.9％（平成21年度日本保育園保健協議会調査（現：日本保健保育協議会））と高率であることから，食物アレルギーに対する職員全員の共通理解を高める内容となった。

　さらに2011（平成23）年3月11日の東日本大震災や2016年の熊本地震の経験を踏まえて，行政機関や地域の関係機関と連携しながら，日頃からの備えや危機管理体制づくり等を進めるとともに，災害発生時の保護者との連絡，子どもの引渡しの円滑化などが記載された。

(5) 子育て支援の充実

　前回の改定から保育所に入所する子どもの保護者の支援が加わった（「保護者支援」）が，新指針では「保護者支援」の章を「子育て支援」に改め，保護者・家庭と連携した，質の高い子育てのための記述内容の充実を図っている。また，貧困家庭，外国籍家庭など特別な配慮を必要とする家庭の増加，児童虐待の相談件数の増加に対応した記述内容となっている。

(6) 職員の資質・専門性の向上

　子育て環境をめぐる地域・家庭の状況が変化（核家族化により子育て支援・協力が困難，共働き家庭の増加，父親の長時間労働，兄弟姉妹の減少から乳幼児と触れ合う機会のないまま親となった保護者の増加等）から，保育士は今まで以上にその専門性を高めることが求められるようなった。こうした時代背景から，専門職としての保育士等の資質の向上を目指した記述内容の充実と，そのためのキャリアパス（career path）の明確化，研修計画の体系化について新たに記載された。

　なお2015年度から実施されている「子ども・子育て支援新制度」では，より質の高い幼児教育提供のために，さまざまな支援が行われるようになった。その中で「幼稚園，保育所，認定こども園などの職員の処遇改善」が謳われており，具体的には職員の給与の改善，研修の充実など，キャリアップの取り組みに対する支援が掲げられている。

3．新しい保育所保育指針の概要（中央説明会資料による）

　改定の方向性を踏まえて，前回の改定における大綱化の方針を維持しつつ，必要な章立ての見直しと記載内容の変更・追記等を行った。主な変更点及び新たな記載内容は，以下の通りである。

(1) 総則

　保育所の役割や保育の目標など保育所保育に関する基本原則を示した上で，養護は保育所保育の基盤であり，保育所保育指針全体にとって重要なものであることから，「養護に関する基本的事項」（「生命の保持」と「情緒の安定」）を総則において記載することとした。

　また，「保育の計画及び評価」についても総則で示すとともに，改定前の保育所保育指針における「保育課程の編成」については，「全体的な計画の作成」とし，幼保連携型認定こども園教育・保育要領，幼稚園教育要領との構成的な整合性を図った。

　さらに，「幼児教育を行う施設として共有すべき事項」として，「育みたい資質・能力」3項目及び「幼児期の終わりまでに育ってほしい姿」10項目を，新たに示した。

(2) 保育の内容

　保育所における教育については，幼保連携型認定こども園及び幼稚園と構成の共通化を図り，「健康・人間関係・環境・言葉・表現」の各領域における「ねらい」「内容」「内容の取扱い」を記載した。その際，保育所においては発達による変化が著しい乳幼児期の子どもが長期にわたって在籍することを踏まえ，乳児・1歳以上3歳未満児・3歳以上児に分けて記載するとともに，改定前の保育所保育指針第2章において示した「子どもの発達」に関する内容を，「基本的な事項」として，各時期のねらいや内容等とあわせて記述することとした。

　乳児保育については，この時期の発達の特性を踏まえ，生活や遊びが充実することを通して，子どもたちの身体的・社会的精神的発達の基盤を培うという基本的な考え方の下，乳児を主体に，「健やかに伸び伸びと育つ」（健康な心と体を育て，自ら健康で安全な生活をつくり出す力の基盤を培う），「身近な人と気持ちが通じ合う」（受容的・応答的な関わりの下で，何かを伝えようとする意欲や身近な大人との信頼関係を育て，人と関わる力の基盤を培う），「身近なものと関わり感性が育つ」（身近な環境に興味や好奇心をもって関わり，感じたことや考えたことを表現する力の基盤を培う）という3つの視点から，保育の内容等を記載した。1歳以上3歳未満児については言葉と表現活動が生まれることに応じて，3歳以上と同様の5つの領域を構成している。

　さらに，年齢別に記述するのみでは十分ではない項目については，別途配慮事項として示した。

(3) 健康及び安全

　子どもの育ちをめぐる環境の変化や様々な研究，調査等による知見を踏まえ，アレルギー疾患を有する子どもの保育及び重大事故の発生しやすい保育の場面を具体的に提示しての事故防止の取組について，新たに記載した。

　また，食育の推進に関する項目について，記述内容の充実を図った。さらに，子どもの生命を守るため，施設・設備等の安全確保や災害発生時の対応体制及び避難への備え，地域の関係機関との連携など，保育所における災害への備えに関する節を新たに設けた。

(4) 子育て支援

　改定前の保育所保育指針と同様に，子育て家庭に対する支援についての基本的事項を示した上で，保育所を利用している保護者に対する子育て支援と，地域の保護者等に対する子育て支援について述べる構成となっている。

　基本的事項については，改定前の保育所保育指針の考え方や留意事項を踏襲しつつ，記述内容を整理するとともに，「保護者が子どもの成長に気付き子育ての喜びを感じられるよう努める」ことを明記した。

　また，保育所を利用している保護者に対する子育て支援については，保護者の子育てを自ら実践する力の向上に寄与する取組として，保育の活動に対する保護者の積極的な参加について記載するとともに，外国籍家庭など特別なニーズを有する家庭への個別的な支援に関する事項を新たに示した。

　地域の保護者等に対する子育て支援に関しても，改定前の保育所保育指針において示された関係機関との連携や協働，要保護児童への対応等とともに，保育所保育の専門性を生かすことや一時預かり事業等における日常の保育との関連への配慮など，保育所がその環境や特性を生かして地域に開かれた子育て支援を行うことをより明示的に記載した。

(5) 職員の資質向上

　職員の資質・専門性とその向上について，各々の自己研鑽とともに，保育所が組織として職員のキャリアパスを見据えた研修機会の確保や充実を図ることを重視し，施設長の責務や体系的・計画的な研修の実施体制の構築，保育士等の役割分担や職員の勤務体制の工夫等，取組の内容や方法を具体的に示した。

＜参考文献＞

厚生労働省『保育所保育指針』2017.3.31
文部科学省『幼稚園教育要領』2017.3.31
内閣府・文部科学省・厚生労働省『幼保連携型認定こども園教育・保育要領』2017.3.31
中央教育審議会『幼稚園，小学校，中学校，高等学校及び特別支援学校の学習指導要領等の改善及び必要な方策等について（答申）』2016.12.21
無藤　隆『今後の幼児教育とは　幼稚園教育要領，保育所保育指針，幼保連携型認定こども園教育・保育要領，小学校学習指導要領の改訂を受けて』2017.1.16 国立教育政策研究所 幼児教育研究センター発足記念 平成28年度教育研究公開シンポジウム
淵上　孝『私立幼稚園を取り巻く現状と課題について』2016.1.28 全日本私立幼稚園連合会 平成27年度第2回都道府県政策担当者会議
厚生労働省『保育所等関連状況取りまとめ（平成29年4月1日）』2017.9.2
池本美香，立岡健二郎『保育ニーズの将来展望と対応の在り方』JRIレビュー Vol.3, No.42 ㈱日本総合研究所
東京都教育委員会『小1問題・中1ギャップの予防・解決のための「教員加配に関わる効果検証」に関する調査　最終報告書について』2013.4.25
日本保育園保健協議会（現：日本保育保健協議会）『保育所における食物アレルギーにかかわる調査研究』2010.3

第3章　幼保連携型認定こども園教育・保育要領の改訂について

1．はじめに
(1) これまでの流れ

　認定こども園は，小学校入学前の子どもに対する幼児教育・保育，ならびに保護者に対する子育ての支援を総合的に提供する施設として，2006（平成18）年に「就学前の子どもに関する教育，保育等の総合的な提供の推進に関する法律」（認定こども園法）の成立により，同年10月から開始された。周知のように認定こども園は，幼保連携型，幼稚園型，保育所型，地方裁量型の4タイプに分けられており，制度発足の当初は，幼稚園型が学校教育法に基づく認可，保育所型が児童福祉法に基づく認可，また幼保連携型が学校教育法および児童福祉法に基づくそれぞれの認可が必要であった。そのため2014（平成26）年に認定こども園法を改正し，幼保連携型認定こども園は認定こども園法に基づく単一の認可（教育基本法第6条の法律で定める学校）とし，管轄省庁も内閣府に一本化した。また同年には「幼保連携型認定こども園教育・保育要領」（以下，教育・保育要領）が策定され，0歳から小学校就学前までの子どもの一貫した保育・教育が実施されるようになった（幼保連携型認定こども園以外の認定こども園においても教育・保育要領を踏まえることとしている）。それらに基づき，2015年（平成27年）4月より，子ども・子育て支援新制度の開始とともに，新しい形の単一認可による幼保連携型認定こども園が発足した。

(2) 認定こども園を取り巻く環境

　2017（平成29）年3月31日に告示された新しい教育・保育要領は，2014年の策定に続くもので，『幼稚園教育要領』『保育所保育指針』の改訂（改定）との整合性を図ったものとなっている。認定こども園の施設数は，2014年までは緩やかな増加となっていたが，2014年に幼保連携型の認可が一元化されたこと，また2015年から子ども・子育て支援新制度がスタートし施設給付型に変わったことなどから，幼保連携型施設が大幅に増加し，2016（平成28）年には認定こども園全体で4,001施設，2017（平成29）年では5,081施設となった（図3-1）。このうち幼稚園，保育所等の既存の施設から認定こども園に移行した施設は，幼稚園377か所（2015年639か所，2016年438か所），認可保育所715か所（2015年1,047か所，2016年786か所），その他の保育施設35か所と，既存の施設からの移行が9割以上を占めている（なお認定こども園から認定こども園以外の施設に移行した施設は2015年128か所，2016年4か所，2017年4か所となっている）。一方，新規開設した施設は比較的少ないが（2015年16か所，2016年37か所），2017年は60施設が新規開設となっており年々増加傾向にある。

　認定こども園制度の一番の目的は，「待機児童ゼロ」政策の一環として，保護者の就労の有無に関わらず，小学校就学前の児童に対し幼稚園・保育所の制度の枠組みを超えた幼児教育・保育を提供することであった。しかし，待機児童数が減る兆しは一向にみえておらず，子ども・子育て支援新制度がスタートし保育所等の施設数・定員が増えた2015年，2016年においても，その数は減っていない。なかでも産前産後休業あるいは育児休業後の職場復帰を考えている共働き家庭で保育ニーズの高い3歳未満児の待機児童数は，若干の減少はみられても，ほぼ毎年2万人前後で推移している（図2-3参照）。これは，それまで保育所に入ることができずに母親の就労をあきらめていた家庭が保育施設の増設に伴い，幼児の保育所への入所を希

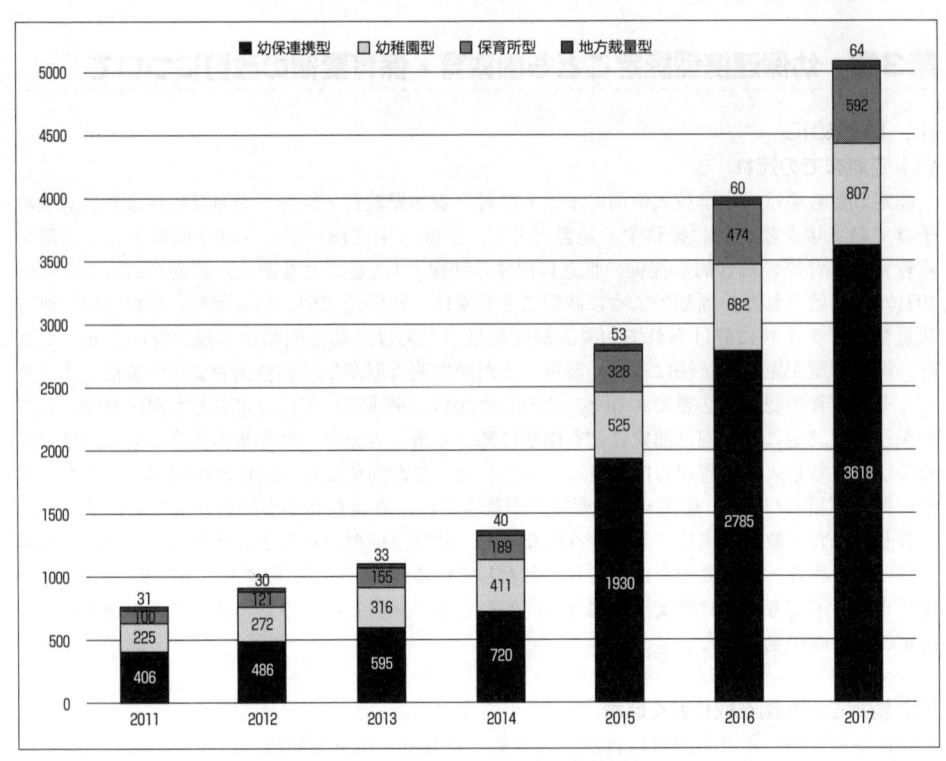

図3-1　認定こども園施設数の推移

望するようになったという隠れ需要が出てきていることによるといわれている。
　今後も少子化の流れに変わりはないと思われるが，女性の社会進出がより進むことで5歳以下の幼児保育のニーズは増えていくと予想されている。また，第1章でも述べたように，中央教育審議会の求める「質の高い幼児教育」の提供という観点から幼児教育を担う幼稚園の存在意義はさらに大きくなるものと考えられる。こうしたことから幼稚園機能と保育所機能の両方を併せ持つ幼保連携型をはじめとする認定こども園の重要性はこれからさらに増していくものと思われる。

2．幼保連携型認定こども園教育・保育要領改訂のポイント

　今回の改訂では，基本的には幼稚園教育要領での改訂，および保育所保育指針の改定に準拠したものとなっている。そのため，幼稚園教育要領および保育所保育指針の改訂（改定）のポイントなっている，幼児教育（保育）を通じて「育みたい資質・能力」および「幼児期の終わりまでに育ってほしい姿」が，新しい教育・保育要領の改訂版でも強調されている。なお，以下の（1）から（4）は幼稚園教育要領に準拠，また（5）から（7）は保育所保育指針に準拠した内容となっている。

(1) 幼保連携型認定こども園の教育および保育において育みたい資質・能力および「幼児期の終わりまでに育ってほしい姿」

現行の中央教育審議会の答申で述べられている「生きる力」の基礎を育むために子どもたちに以下の3つの資質・能力を育むことを明記している。

① 豊かな体験を通じて，感じたり，気付いたり，分かったり，できるようになったりする「知識及び技能の基礎」
② 気付いたことや，できるようになったことなどを使い，考えたり，試したり，工夫したり，表現したりする「思考力，判断力，表現力等の基礎」
③ 心情，意欲，態度が育つ中で，よりよい生活を営もうとする「学びに向かう力，人間性等」

そして，この3つの資質・能力が育まれている幼児の幼保連携型認定こども園修了時の具体的な姿が以下の10の姿である。

① 健康な心と体
② 自立心
③ 協同性
④ 道徳性・規範意識の芽生え
⑤ 社会生活との関わり
⑥ 思考力の芽生え
⑦ 自然との関わり・生命尊重
⑧ 数量や図形，標識や文字などへの関心・感覚
⑨ 言葉による伝え合い
⑩ 豊かな感性と表現

(2) カリキュラム・マネジメント

新教育・保育要領では，この「幼児期の終わりまでに育ってほしい姿」を踏まえて教育および保育の内容ならびに子育ての支援などに関する全体的な計画を作成し，その実施状況を評価して改善していくこと，また実施に必要な人的・物的な体制を確保し改善することで，幼保連携型認定こども園における教育および保育の質を高めていくカリキュラム・マネジメントの考え方が導入されている。

(3) 小学校教育との接続

幼保連携型認定こども園における教育および保育と小学校教育との円滑な接続の一層の強化を図ることを目的に，小学校教育との接続に関する記載が設けられた。ここでは幼保連携型認定こども園で育みたい3つの資質・能力を踏まえ，小学校の教諭との意見交換や合同研究の機会，また「幼児期の終わりまでに育ってほしい姿」を共有するなどの連携と接続の重要性が述べられている。

(4) 「主体的・対話的で深い学び」(アクティブ・ラーニング)の実現

中央教育審議会の答申で述べられている，学ぶことに興味・関心を持ち，見通しを持って粘り強く取り組み，自己の学習活動を振り返って次につなげる「主体的な学び」，子ども同士の協働・教職員や地域の人との対話・先哲の考え方を手がかりに考えるなどを通じて，自己の考えを広め深める「対話的な学び」，そして得られた知識を相互に関連付けてより深く理解したり，情報を精査して考えを形成したり，問題を見出し解決策を思考したり，自分の思い・考えを基に創造へと向かう「深い学び」の実現を謳っている。幼保連携型認定こども園においては，子どもたちがさまざまな人やものとの関わりを通して，多様な体験をし，心身の調和の取れた発達を促す際に，この「主体的・対話的で深い学び」が実現されることを求めている。

(5) 乳児・1歳以上3才未満児の保育の記載を充実

　新保育所保育指針との整合性を取り，「第2章　ねらい及び内容並びに配慮事項」では，乳児，1歳以上3才未満，満3歳以上の3つの年齢に分けている。そして各年齢における保育内容を原則として5領域に則り，それぞれの年齢区分における成長の特徴を詳細に記載する内容となっている。乳児に関しては，「健やかに伸び伸びと育つ」（健康な心と体を育て，自ら健康で安全な生活をつくりだす力の基盤を培う），「身近な人と気持ちが通じ合う」（受容的・応答的な関わりの下で，何かを伝えようとする意欲や身近な大人との信頼関係を育て，人と関わる力の基盤を培う），「身近なものと関わり感性が育つ」（身近な環境に興味や好奇心をもって関わり，感じたことや考えたことを表現する力の基盤を培う）という3つの関わりの視点とした。1歳以上3歳未満については，言葉が生まれ，表現活動が始まることに応じて，3歳以上と同様の5つの領域を構成する。なお「3歳以上児」については，保育所保育指針と同じく，幼稚園教育要領の「第2章　ねらい及び内容」に準拠した内容となっている。

(6) 健康及び安全

　新しい教育・保育要領では，これまで「幼保連携型認定こども園として特に配慮すべき事項」に含まれていた「健康支援」「食育の推進」「環境及び衛生管理並びに安全管理」の3項目に，新たに「災害の備え」を付け加えた「第3章　健康及び安全」を新設している。内容としては，新しい保育所保育指針に準拠することで，保育における子どもの健康，安全性の確保の重要性を明記している。

(7) 子育ての支援の充実

　現行の教育・保育要領では「子育ての支援」は「幼保連携型認定こども園として特に配慮すべき事項」に含まれていたが，新しい教育・保育要領では「第4章　子育ての支援」として独立した章立てとし，園児の保護者ならびに地域の子育て家庭の保護者に向けた総合的な支援の提供を謳っている。内容としては，保育所保育指針との整合性を図っているほか，認定こども園独自の問題として，園に幼稚園機能を求める保護者と保育所機能を求める保護者との意識の違いの解消を目的とした記載もみられる。

3．新しい幼保連携型認定こども園教育・保育要領の概要（中央説明会資料による）

(1) 総則

① 幼保連携型認定こども園における教育及び保育の基本及び目標等

　幼保連携型認定こども園における教育及び保育の基本の中で，幼児期の物事を捉える視点や考え方である幼児期における見方・考え方を新たに示すとともに，計画的な環境の構成に関連して，教材を工夫すること，また，教育及び保育は，園児が入園してから修了するまでの在園期間全体を通して行われるものであることを新たに示した。

　さらに，幼保連携型認定こども園の教育及び保育において育みたい資質・能力と園児の幼保連携型認定こども園修了時の具体的な姿である「幼児期の終わりまでに育ってほしい姿」を新たに示すとともに，これらと第2章の「ねらい」及び「内容」との関係について新たに示した。

② 教育及び保育の内容並びに子育ての支援等に関する全体的な計画等
ア 教育及び保育の内容並びに子育ての支援等に関する全体的な計画の作成等
　幼稚園教育要領等を踏まえて，次のことを新たに示した。
　・教育及び保育の内容並びに子育ての支援等に関する全体的な計画（全体的な計画）は，どのような計画か
　・各幼保連携型認定こども園においてカリキュラム・マネジメントに努めること
　・各幼保連携型認定こども園の教育及び保育の目標を明確化及び全体的な計画の作成についての基本的な方針が共有されるよう努めること
　・園長の方針の下，保育教諭等職員が適切に役割を分担，連携しつつ，全体的な計画や指導の改善を図るとともに，教育及び保育等に係る評価について，カリキュラム・マネジメントと関連を図りながら実施するよう留意すること
　・「幼児期の終わりまでに育ってほしい姿」を共有するなど連携を図り，幼保連携型認定こども園における教育及び保育と小学校教育との円滑な接続を図るよう努めること
イ 指導計画の作成と園児の理解に基づいた評価
　幼稚園教育要領を踏まえて，次のことを新たに示した。
　・多様な体験に関連して，園児の発達に即して主体的・対話的で深い学びが実現するようにすること
　・園児の発達を踏まえた言語環境を整え，言語活動の充実を図ること
　・保育教諭等や他の園児と共に遊びや生活の中で見通しをもったり振り返ったりするよう工夫すること
　・直接体験の重要性を踏まえ，視聴覚教材やコンピュータなど情報機器を活用する際には，園生活では得難い体験を補完するなど，園児の体験との関連を考慮すること
　・幼保連携型認定こども園間に加え，小学校等との間の連携や交流を図るとともに，障害のある園児等との交流及び共同学習の機会を設け，協働して生活していく態度を育むよう努めること
　・園児一人一人のよさや可能性を把握するなど園児の理解に基づいた評価を実施すること
　・評価の実施の際には，他の園児との比較や一定の基準に対する達成度についての評定によって捉えるものではないことに留意すること
ウ 特別な配慮を必要とする園児への指導
　幼稚園教育要領を踏まえて次のことを新たに示した。
　・障害のある園児への指導に当たって，長期的な視点で園児への教育的支援を行うため，個別の教育及び保育支援計画や個別の指導計画を作成し活用することに努めること
　・海外から帰国した園児や生活に必要な日本語の習得に困難のある園児については，個々の園児の実態に応じ，指導内容等の工夫を組織的かつ計画的に行うこと
③ 幼保連携型認定こども園として特に配慮すべき事項
　前回の幼保連携型認定こども園教育・保育要領の策定，施行後の実践を踏まえた知見等を基に，次のことなどを新たに示した。
　・満3歳以上の園児の入園時や移行時等の情報共有や，環境の工夫等について
　・環境を通して行う教育及び保育の活動の充実を図るため，教育及び保育の環境の構成に当たっては，多様な経験を有する園児同士が学び合い，豊かな経験を積み重ねられるよう，工夫をすること

・長期的な休業中の多様な生活経験が長期的な休業などの終了後等の園生活に生かされるよう工夫をすること

(2) ねらい及び内容並びに配慮事項

　満3歳未満の園児の保育に関するねらい及び内容並びに配慮事項等に関しては保育所保育指針の保育の内容の新たな記載を踏まえ，また，満3歳以上の園児の教育及び保育に関するねらい及び内容に関しては幼稚園教育要領のねらい及び内容の改善・充実を踏まえて，それぞれ新たに示した。

・「ねらい」は幼保連携型認定こども園の教育及び保育において育みたい資質・能力を園児の生活する姿から捉えたものであること
・「内容の取扱い」は園児の発達を踏まえた指導を行うに当たって留意すべき事項であること
・「幼児期の終わりまでに育ってほしい姿」は指導を行う際に考慮するものであること
・各視点や領域は，この時期の発達の特徴を踏まえ，乳幼児の発達の側面からまとめ示したものであること

　また，幼保連携型認定こども園においては，長期にわたって在籍する園児もいることを踏まえ，乳児期・満1歳以上満3歳未満の園児・満3歳以上の園児に分けて記載するとともに，「子どもの発達」に関する内容を，「基本的な事項」として各時期のねらいや内容等とあわせて新たに示した。

① 乳児期の園児の保育に関するねらい及び内容

　乳児期の発達の特徴を示すとともに，それらを踏まえ，ねらい及び内容について身体的発達に関する視点「健やかに伸び伸びと育つ」，社会的発達に関する視点「身近な人と気持ちが通じ合う」，精神的発達に関する視点「身近なものと関わり感性が育つ」としてまとめ，新たに示した。

② 満1歳以上満3歳未満の園児の保育に関するねらい及び内容

　この時期の発達の特徴を示すとともに，それらを踏まえ，ねらい及び内容について心身の健康に関する領域「健康」，人との関わりに関する領域「人間関係」，身近な環境との関わりに関する領域「環境」，言葉の獲得に関する領域「言葉」及び感性と表現に関する領域「表現」としてまとめ，新たに示した。

③ 満3歳以上の園児の教育及び保育に関するねらい及び内容

　この時期の発達の特徴を示すとともに，それらを踏まえ，ねらい及び内容について心身の健康に関する領域「健康」，人との関わりに関する領域「人間関係」，身近な環境との関わりに関する領域「環境」，言葉の獲得に関する領域「言葉」及び感性と表現に関する領域「表現」としてまとめ，内容の改善を図り，充実させた。

④ 教育及び保育の実施に関する配慮事項

　保育所保育指針を踏まえて，次のことなどを新たに示した。

・心身の発達や個人差，個々の気持ち等を踏まえ，援助すること
・心と体の健康等に留意すること
・園児が自ら周囲へ働き掛け自ら行う活動を見守り，援助すること
・入園時の個別対応や周りの園児への留意等
・国籍や文化の違い等への留意等

・性差や個人差等への留意等

(3) 健康及び安全
　現代的な諸課題を踏まえ，特に，以下の事項の改善・充実を図った。
　また，全職員が相互に連携し，それぞれの専門性を生かしながら，組織的かつ適切な対応を行うことができるような体制整備や研修を行うことを新たに示した。
・アレルギー疾患を有する園児への対応や環境の整備等
・食育の推進における，保護者や地域，関係機関等との連携や協働
・環境及び衛生管理等における職員の衛生知識の向上
・重大事故防止の対策等
・災害への備えとして，施設・設備等の安全確保，災害発生時の対応や体制等，地域の関係機関との連携

(4) 子育ての支援
　子育ての支援に関して，特に以下の事項の内容の改善・充実を図った。
○ 子育ての全般に関わる事項について
・保護者の自己決定の尊重や幼保連携型認定こども園の特性を生かすこと
・園全体の体制構築に努めることや地域の関係機関との連携構築，子どものプライバシーの保護・秘密保持
○ 幼保連携型認定こども園の園児の保護者に対する事項について
・多様な生活形態の保護者に対する教育及び保育の活動等への参加の工夫
・保護者同士の相互理解や気付き合い等への工夫や配慮
・保護者の多様化した教育及び保育の需要への対応等
○ 地域における子育て家庭の保護者に対する事項について
・地域の子どもに対する一時預かり事業などと教育及び保育との関連への考慮
・幼保連携型認定こども園の地域における役割等

＜参考文献＞
内閣府・文部科学省・厚生労働省『幼保連携型認定こども園教育・保育要領』2017.3.31
文部科学省『幼稚園教育要領』2017.3.31
厚生労働省『保育所保育指針』2017.3.31
中央教育審議会『幼稚園，小学校，中学校，高等学校及び特別支援学校の学習指導要領等の改善及び必要な方策等について（答申）』2016.12.21
無藤　隆『今後の幼児教育とは　幼稚園教育要領，保育所保育指針，幼保連携型認定こども園教育・保育要領，小学校学習指導要領の改訂を受けて』2017.1.16 国立教育政策研究所　幼児教育研究センター発足記念 平成28年度教育研究公開シンポジウム
淵上　孝『私立幼稚園を取り巻く現状と課題について』2016.1.28 全日本私立幼稚園連合会 平成27年度第2回都道府県政策担当者会議
池本美香，立岡健二郎『保育ニーズの将来展望と対応の在り方』JRI レビュー Vol.3. No. 42 ㈱日本総合研究所

内閣府『認定こども園に関する状況について（平成29年4月1日）』2017.9.8
文部科学省『平成26年度幼児教育実態調査』2015.10
厚生労働省『保育所等関連状況取りまとめ（平成29年4月1日）』2017.9.1
東京都教育委員会『小1問題・中1ギャップの予防・解決のための「教員加配に関わる効果検証」に
　関する調査　最終報告書について』2013.4.25

資料　幼稚園教育要領

(平成29年3月31日文部科学省告示第62号)
(平成30年4月1日から施行)

　教育は，教育基本法第1条に定めるとおり，人格の完成を目指し，平和で民主的な国家及び社会の形成者として必要な資質を備えた心身ともに健康な国民の育成を期するという目的のもと，同法第2条に掲げる次の目標を達成するよう行われなければならない。

1　幅広い知識と教養を身に付け，真理を求める態度を養い，豊かな情操と道徳心を培うとともに，健やかな身体を養うこと。
2　個人の価値を尊重して，その能力を伸ばし，創造性を培い，自主及び自律の精神を養うとともに，職業及び生活との関連を重視し，勤労を重んずる態度を養うこと。
3　正義と責任，男女の平等，自他の敬愛と協力を重んずるとともに，公共の精神に基づき，主体的に社会の形成に参画し，その発展に寄与する態度を養うこと。
4　生命を尊び，自然を大切にし，環境の保全に寄与する態度を養うこと。
5　伝統と文化を尊重し，それらをはぐくんできた我が国と郷土を愛するとともに，他国を尊重し，国際社会の平和と発展に寄与する態度を養うこと。

　また，幼児期の教育については，同法第11条に掲げるとおり，生涯にわたる人格形成の基礎を培う重要なものであることにかんがみ，国及び地方公共団体は，幼児の健やかな成長に資する良好な環境の整備その他適当な方法によって，その振興に努めなければならないこととされている。

　これからの幼稚園には，学校教育の始まりとして，こうした教育の目的及び目標の達成を目指しつつ，一人一人の幼児が，将来，自分のよさや可能性を認識するとともに，あらゆる他者を価値のある存在として尊重し，多様な人々と協働しながら様々な社会的変化を乗り越え，豊かな人生を切り拓き，持続可能な社会の創り手となることができるようにするための基礎を培うことが求められる。このために必要な教育の在り方を具体化するのが，各幼稚園において教育の内容等を組織的かつ計画的に組み立てた教育課程である。

　教育課程を通して，これからの時代に求められる教育を実現していくためには，よりよい学校教育を通してよりよい社会を創るという理念を学校と社会とが共有し，それぞれの幼稚園において，幼児期にふさわしい生活をどのように展開し，どのような資質・能力を育むようにするのかを教育課程において明確にしながら，社会との連携及び協働によりその実現を図っていくという，社会に開かれた教育課程の実現が重要となる。

　幼稚園教育要領とは，こうした理念の実現に向けて必要となる教育課程の基準を大綱的に定めるものである。幼稚園教育要領が果たす役割の一つは，公の性質を有する幼稚園における教育水準を全国的に確保することである。また，各幼稚園がその特色を生かして創意工夫を重ね，長年にわたり積み重ねられてきた教育実践や学術研究の蓄積を生かしながら，幼児や地域の現状や課題を捉え，家庭や地域社会と協力して，幼稚園教育要領を踏まえた教育活動の更なる充実を図っていくことも重要である。

　幼児の自発的な活動としての遊びを生み出すために必要な環境を整え，一人一人の資質・能力を育んでいくことは，教職員をはじめとする幼稚園関係者はもとより，家庭や地域の人々も含め，様々な立場から幼児や幼稚園に関わる全ての大人に期待される役割である。家庭との緊密な連携の下，小学校以降の教育や生涯にわたる学習とのつながりを見通しながら，幼児の自発的な活動としての遊びを通しての総合的な指導をする際に広く活用されるものとなることを期待して，ここに幼稚園教育要領を定める。

　　　　第1章　総　則

第1　幼稚園教育の基本
　幼児期の教育は，生涯にわたる人格形成の基礎を培う重要なものであり，幼稚園教育は，学校教育法に規定する目的及び目標を達成するため，幼児期の特性を踏まえ，環境を通して行うものであることを基本とする。
　このため教師は，幼児との信頼関係を十分に築き，幼児が身近な環境に主体的に関わり，環境との関わり方や意味に気付き，これらを取り込もうとして，試行錯誤したり，考えたりするようになる幼児期の教育における見方・考え方を生かし，幼児と共によりよい教育環境を創造するように努めるものとする。これらを踏まえ，次に示す事項を重視して教育を行わなければならない。

1　幼児は安定した情緒の下で自己を十分に発揮することにより発達に必要な体験を得ていくものであることを考慮して，幼児の主体的な活動を促し，幼児期にふさわしい生活が展開されるようにすること。
2　幼児の自発的な活動としての遊びは，心身の調和のとれた発達の基礎を培う重要な学習であることを考慮して，遊びを通しての指導を中心として第2章に示すねらいが総合的に達成されるようにすること。
3　幼児の発達は，心身の諸側面が相互に関連し合い，多様な経過をたどって成し遂げられていくものであること，また，幼児の生活経験がそれぞれ異なることなどを考慮して，幼児一人一人の特性に応じ，発達の課

題に即した指導を行うようにすること。

その際，教師は，幼児の主体的な活動が確保されるよう幼児一人一人の行動の理解と予想に基づき，計画的に環境を構成しなければならない。この場合において，教師は，幼児と人やものとの関わりが重要であることを踏まえ，教材を工夫し，物的・空間的環境を構成しなければならない。また，幼児一人一人の活動の場面に応じて，様々な役割を果たし，その活動を豊かにしなければならない。

第2 幼稚園教育において育みたい資質・能力及び「幼児期の終わりまでに育ってほしい姿」
1 幼稚園においては，生きる力の基礎を育むため，この章の第1に示す幼稚園教育の基本を踏まえ，次に掲げる資質・能力を一体的に育むよう努めるものとする。
 (1) 豊かな体験を通じて，感じたり，気付いたり，分かったり，できるようになったりする「知識及び技能の基礎」
 (2) 気付いたことや，できるようになったことなどを使い，考えたり，試したり，工夫したり，表現したりする「思考力，判断力，表現力等の基礎」
 (3) 心情，意欲，態度が育つ中で，よりよい生活を営もうとする「学びに向かう力，人間性等」
2 1に示す資質・能力は，第2章に示すねらい及び内容に基づく活動全体によって育むものである。
3 次に示す「幼児期の終わりまでに育ってほしい姿」は，第2章に示すねらい及び内容に基づく活動全体を通して資質・能力が育まれている幼児の幼稚園修了時の具体的な姿であり，教師が指導を行う際に考慮するものである。
 (1) 健康な心と体
  幼稚園生活の中で，充実感をもって自分のやりたいことに向かって心と体を十分に働かせ，見通しをもって行動し，自ら健康で安全な生活をつくり出すようになる。
 (2) 自立心
  身近な環境に主体的に関わり様々な活動を楽しむ中で，しなければならないことを自覚し，自分の力で行うために考えたり，工夫したりしながら，諦めずにやり遂げることで達成感を味わい，自信をもって行動するようになる。
 (3) 協同性
  友達と関わる中で，互いの思いや考えなどを共有し，共通の目的の実現に向けて，考えたり，工夫したり，協力したり，充実感をもってやり遂げるようになる。

 (4) 道徳性・規範意識の芽生え
  友達と様々な体験を重ねる中で，してよいことや悪いことが分かり，自分の行動を振り返ったり，友達の気持ちに共感したりし，相手の立場に立って行動するようになる。また，きまりを守る必要性が分かり，自分の気持ちを調整し，友達と折り合いを付けながら，きまりをつくったり，守ったりするようになる。
 (5) 社会生活との関わり
  家族を大切にしようとする気持ちをもつとともに，地域の身近な人と触れ合う中で，人との様々な関わり方に気付き，相手の気持ちを考えて関わり，自分が役に立つ喜びを感じ，地域に親しみをもつようになる。また，幼稚園内外の様々な環境に関わる中で，遊びや生活に必要な情報を取り入れ，情報に基づき判断したり，情報を伝え合ったり，活用したりするなど，情報を役立てながら活動するようになるとともに，公共の施設を大切に利用するなどして，社会とのつながりなどを意識するようになる。
 (6) 思考力の芽生え
  身近な事象に積極的に関わる中で，物の性質や仕組みなどを感じ取ったり，気付いたりし，考えたり，予想したり，工夫したりするなど，多様な関わりを楽しむようになる。また，友達の様々な考えに触れる中で，自分と異なる考えがあることに気付き，自ら判断したり，考え直したりするなど，新しい考えを生み出す喜びを味わいながら，自分の考えをよりよいものにするようになる。
 (7) 自然との関わり・生命尊重
  自然に触れて感動する体験を通して，自然の変化などを感じ取り，好奇心や探究心をもって考え言葉などで表現しながら，身近な事象への関心が高まるとともに，自然への愛情や畏敬の念をもつようになる。また，身近な動植物に心を動かされる中で，生命の不思議さや尊さに気付き，身近な動植物への接し方を考え，命あるものとしていたわり，大切にする気持ちをもって関わるようになる。
 (8) 数量や図形，標識や文字などへの関心・感覚
  遊びや生活の中で，数量や図形，標識や文字などに親しむ体験を重ねたり，標識や文字の役割に気付いたりし，自らの必要感に基づきこれらを活用し，興味や関心，感覚をもつようになる。
 (9) 言葉による伝え合い
  先生や友達と心を通わせる中で，絵本や物語などに親しみながら，豊かな言葉や表現を身に付け，経験したことや考えたことなどを言葉で伝えたり，相手の話を注意して聞いたりし，言葉による伝え合い

を楽しむようになる。
(10) 豊かな感性と表現
心を動かす出来事などに触れ感性を働かせる中で、様々な素材の特徴や表現の仕方などに気付き、感じたことや考えたことを自分で表現したり、友達同士で表現する過程を楽しんだりし、表現する喜びを味わい、意欲をもつようになる。

第3 教育課程の役割と編成等
1 教育課程の役割
各幼稚園においては、教育基本法及び学校教育法その他の法令並びにこの幼稚園教育要領の示すところに従い、創意工夫を生かし、幼児の心身の発達と幼稚園及び地域の実態に即応した適切な教育課程を編成するものとする。
また、各幼稚園においては、6に示す全体的な計画にも留意しながら、「幼児期の終わりまでに育ってほしい姿」を踏まえ教育課程を編成すること、教育課程の実施状況を評価してその改善を図っていくこと、教育課程の実施に必要な人的又は物的な体制を確保するとともにその改善を図っていくことなどを通して、教育課程に基づき組織的かつ計画的に各幼稚園の教育活動の質の向上を図っていくこと(以下「カリキュラム・マネジメント」という。)に努めるものとする。
2 各幼稚園の教育目標と教育課程の編成
教育課程の編成に当たっては、幼稚園教育において育みたい資質・能力を踏まえつつ、各幼稚園の教育目標を明確にするとともに、教育課程の編成についての基本的な方針が家庭や地域とも共有されるよう努めるものとする。
3 教育課程の編成上の基本的事項
(1) 幼稚園生活の全体を通して第2章に示すねらいが総合的に達成されるよう、教育課程に係る教育期間や幼児の生活経験や発達の過程などを考慮して具体的なねらいと内容を組織するものとする。この場合においては、特に、自我が芽生え、他者の存在を意識し、自己を抑制しようとする気持ちが生まれる幼児期の発達の特性を踏まえ、入園から修了に至るまでの長期的な視野をもって充実した生活が展開できるように配慮するものとする。
(2) 幼稚園の毎学年の教育課程に係る教育週数は、特別の事情のある場合を除き、39週を下ってはならない。
(3) 幼稚園の1日の教育課程に係る教育時間は、4時間を標準とする。ただし、幼児の心身の発達の程度や季節などに適切に配慮するものとする。
4 教育課程の編成上の留意事項

教育課程の編成に当たっては、次の事項に留意するものとする。
(1) 幼児の生活は、入園当初の一人一人の遊びや教師との触れ合いを通して幼稚園生活に親しみ、安定していく時期から、他の幼児との関わりの中で幼児の主体的な活動が深まり、幼児が互いに必要な存在であることを認識するようになり、やがて幼児同士や学級全体で目的をもって協同して幼稚園生活を展開し、深めていく時期などに至るまでの過程を様々に経ながら広げられていくものであることを考慮し、活動がそれぞれの時期にふさわしく展開されるようにすること。
(2) 入園当初、特に、3歳児の入園については、家庭との連携を緊密にし、生活のリズムや安全面に十分配慮すること。また、満3歳児については、学年の途中から入園することを考慮し、幼児が安心して幼稚園生活を過ごすことができるよう配慮すること。
(3) 幼稚園生活が幼児にとって安全なものとなるよう、教職員による協力体制の下、幼児の主体的な活動を大切にしつつ、園庭や園舎などの環境の配慮や指導の工夫を行うこと。
5 小学校教育との接続に当たっての留意事項
(1) 幼稚園においては、幼稚園教育が、小学校以降の生活や学習の基盤の育成につながることに配慮し、幼児期にふさわしい生活を通して、創造的な思考や主体的な生活態度などの基礎を培うようにするものとする。
(2) 幼稚園教育において育まれた資質・能力を踏まえ、小学校教育が円滑に行われるよう、小学校の教師との意見交換や合同の研究の機会などを設け、「幼児期の終わりまでに育ってほしい姿」を共有するなど連携を図り、幼稚園教育と小学校教育との円滑な接続を図るよう努めるものとする。
6 全体的な計画の作成
各幼稚園においては、教育課程を中心に、第3章に示す教育課程に係る教育時間の終了後等に行う教育活動の計画、学校保健計画、学校安全計画などとを関連させ、一体的に教育活動が展開されるよう全体的な計画を作成するものとする。

第4 指導計画の作成と幼児理解に基づいた評価
1 指導計画の考え方
幼稚園教育は、幼児が自ら意欲をもって環境と関わることによりつくり出される具体的な活動を通して、その目標の達成を図るものである。
幼稚園においてはこのことを踏まえ、幼児期にふさわしい生活が展開され、適切な指導が行われるよう、

それぞれの幼稚園の教育課程に基づき，調和のとれた組織的，発展的な指導計画を作成し，幼児の活動に沿った柔軟な指導を行わなければならない。

2 指導計画の作成上の基本的事項
(1) 指導計画は，幼児の発達に即して一人一人の幼児が幼児期にふさわしい生活を展開し，必要な体験を得られるようにするために，具体的に作成するものとする。
(2) 指導計画の作成に当たっては，次に示すところにより，具体的なねらい及び内容を明確に設定し，適切な環境を構成することなどにより活動が選択・展開されるようにするものとする。
　ア 具体的なねらい及び内容は，幼稚園生活における幼児の発達の過程を見通し，幼児の生活の連続性，季節の変化などを考慮して，幼児の興味や関心，発達の実情などに応じて設定すること。
　イ 環境は，具体的なねらいを達成するために適切なものとなるように構成し，幼児が自らその環境に関わることにより様々な活動を展開しつつ必要な体験を得られるようにすること。その際，幼児の生活する姿や発想を大切にし，常にその環境が適切なものとなるようにすること。
　ウ 幼児の行う具体的な活動は，生活の流れの中で様々に変化するものであることに留意し，幼児が望ましい方向に向かって自ら活動を展開していくことができるよう必要な援助をすること。
　　その際，幼児の実態及び幼児を取り巻く状況の変化などに即して指導の過程についての評価を適切に行い，常に指導計画の改善を図るものとする。

3 指導計画の作成上の留意事項
　指導計画の作成に当たっては，次の事項に留意するものとする。
(1) 長期的に発達を見通した年，学期，月などにわたる長期の指導計画やこれとの関連を保ちながらより具体的な幼児の生活に即した週，日などの短期の指導計画を作成し，適切な指導が行われるようにすること。特に，週，日などの短期の指導計画については，幼児の生活のリズムに配慮し，幼児の意識や興味の連続性のある活動が相互に関連して幼稚園生活の自然な流れの中に組み込まれるようにすること。
(2) 幼児が様々な人やものとの関わりを通して，多様な体験をし，心身の調和のとれた発達を促すようにしていくこと。その際，幼児の発達に即して主体的・対話的で深い学びが実現するようにするとともに，心を動かされる体験が次の活動を生み出すことを考慮し，一つ一つの体験が相互に結び付き，幼稚園生活が充実するようにすること。

(3) 言語に関する能力の発達と思考力等の発達が関連していることを踏まえ，幼稚園生活全体を通して，幼児の発達を踏まえた言語環境を整え，言語活動の充実を図ること。
(4) 幼児が次の活動への期待や意欲をもつことができるよう，幼児の実態を踏まえながら，教師や他の幼児と共に遊びや生活の中で見通しをもったり，振り返ったりするよう工夫すること。
(5) 行事の指導に当たっては，幼稚園生活の自然の流れの中で生活に変化や潤いを与え，幼児が主体的に楽しく活動できるようにすること。なお，それぞれの行事についてはその教育的価値を十分検討し，適切なものを精選し，幼児の負担にならないようにすること。
(6) 幼児期は直接的な体験が重要であることを踏まえ，視聴覚教材やコンピュータなど情報機器を活用する際には，幼稚園生活では得難い体験を補完するなど，幼児の体験との関連を考慮すること。
(7) 幼児の主体的な活動を促すためには，教師が多様な関わりをもつことが重要であることを踏まえ，教師は，理解者，共同作業者など様々な役割を果たし，幼児の発達に必要な豊かな体験が得られるよう，活動の場面に応じて，適切な指導を行うようにすること。
(8) 幼児の行う活動は，個人，グループ，学級全体などで多様に展開されるものであることを踏まえ，幼稚園全体の教師による協力体制を作りながら，一人一人の幼児が興味や欲求を十分に満足させるよう適切な援助を行うようにすること。

4 幼児理解に基づいた評価の実施
　幼児一人一人の発達の理解に基づいた評価の実施に当たっては，次の事項に配慮するものとする。
(1) 指導の過程を振り返りながら幼児の理解を進め，幼児一人一人のよさや可能性などを把握し，指導の改善に生かすようにすること。その際，他の幼児との比較や一定の基準に対する達成度についての評定によって捉えるものではないことに留意すること。
(2) 評価の妥当性や信頼性が高められるよう創意工夫を行い，組織的かつ計画的な取組を推進するとともに，次年度又は小学校等にその内容が適切に引き継がれるようにすること。

第5 特別な配慮を必要とする幼児への指導
1 障害のある幼児などへの指導
　障害のある幼児などへの指導に当たっては，集団の中で生活することを通して全体的な発達を促していくことに配慮し，特別支援学校などの助言又は援助を活

用しつつ，個々の幼児の障害の状態などに応じた指導内容や指導方法の工夫を組織的かつ計画的に行うものとする。また，家庭，地域及び医療や福祉，保健等の業務を行う関係機関との連携を図り，長期的な視点で幼児への教育的支援を行うために，個別の教育支援計画を作成し活用することに努めるとともに，個々の幼児の実態を的確に把握し，個別の指導計画を作成し活用することに努めるものとする。
2 海外から帰国した幼児や生活に必要な日本語の習得に困難のある幼児の幼稚園生活への適応
　海外から帰国した幼児や生活に必要な日本語の習得に困難のある幼児については，安心して自己を発揮できるよう配慮するなど個々の幼児の実態に応じ，指導内容や指導方法の工夫を組織的かつ計画的に行うものとする。

第6　幼稚園運営上の留意事項
1 各幼稚園においては，園長の方針の下に，園務分掌に基づき教職員が適切に役割を分担しつつ，相互に連携しながら，教育課程や指導の改善を図るものとする。また，各幼稚園が行う学校評価については，教育課程の編成，実施，改善が教育活動や幼稚園運営の中核となることを踏まえ，カリキュラム・マネジメントと関連付けながら実施するよう留意するものとする。
2 幼児の生活は，家庭を基盤として地域社会を通じて次第に広がりをもつものであることに留意し，家庭との連携を十分に図るなど，幼稚園における生活が家庭や地域社会と連続性を保ちつつ展開されるようにするものとする。その際，地域の自然，高齢者や異年齢の子供などを含む人材，行事や公共施設などの地域の資源を積極的に活用し，幼児が豊かな生活体験を得られるように工夫するものとする。また，家庭との連携に当たっては，保護者との情報交換の機会を設けたり，保護者と幼児との活動の機会を設けたりなどすることを通じて，保護者の幼児期の教育に関する理解が深まるよう配慮するものとする。
3 地域や幼稚園の実態等により，幼稚園間に加え，保育所，幼保連携型認定こども園，小学校，中学校，高等学校及び特別支援学校などとの間の連携や交流を図るものとする。特に，幼稚園教育と小学校教育の円滑な接続のため，幼稚園の幼児と小学校の児童との交流の機会を積極的に設けるようにするものとする。また，障害のある幼児児童生徒との交流及び共同学習の機会を設け，共に尊重し合いながら協働して生活していく態度を育むよう努めるものとする。

第7　教育課程に係る教育時間終了後等に行う教育活動など

幼稚園は，第3章に示す教育課程に係る教育時間の終了後等に行う教育活動について，学校教育法に規定する目的及び目標並びにこの章の第1に示す幼稚園教育の基本を踏まえ実施するものとする。また，幼稚園の目的の達成に資するため，幼児の生活全体が豊かなものとなるよう家庭や地域における幼児期の教育の支援に努めるものとする。

第2章　ねらい及び内容

　この章に示すねらいは，幼稚園教育において育みたい資質・能力を幼児の生活する姿から捉えたものであり，内容は，ねらいを達成するために指導する事項である。各領域は，これらを幼児の発達の側面から，心身の健康に関する領域「健康」，人との関わりに関する領域「人間関係」，身近な環境との関わりに関する領域「環境」，言葉の獲得に関する領域「言葉」及び感性と表現に関する領域「表現」としてまとめ，示したものである。内容の取扱いは，幼児の発達を踏まえた指導を行うに当たって留意すべき事項である。
　各領域に示すねらいは，幼稚園における生活の全体を通じ，幼児が様々な体験を積み重ねる中で相互に関連をもちながら次第に達成に向かうものであること，内容は，幼児が環境に関わって展開する具体的な活動を通して総合的に指導されるものであることに留意しなければならない。
　また，「幼児期の終わりまでに育ってほしい姿」が，ねらい及び内容に基づく活動全体を通して資質・能力が育まれている幼児の幼稚園修了時の具体的な姿であることを踏まえ，指導を行う際に考慮するものとする。
　なお，特に必要な場合には，各領域に示すねらいの趣旨に基づいて適切な，具体的な内容を工夫し，それを加えても差し支えないが，その場合には，それが第1章の第1に示す幼稚園教育の基本を逸脱しないよう慎重に配慮する必要がある。

健康
〔健康な心と体を育て，自ら健康で安全な生活をつくり出す力を養う。〕
1 ねらい
(1) 明るく伸び伸びと行動し，充実感を味わう。
(2) 自分の体を十分に動かし，進んで運動しようとする。
(3) 健康，安全な生活に必要な習慣や態度を身に付け，見通しをもって行動する。
2 内容
(1) 先生や友達と触れ合い，安定感をもって行動する。
(2) いろいろな遊びの中で十分に体を動かす。

(3) 進んで戸外で遊ぶ。
(4) 様々な活動に親しみ、楽しんで取り組む。
(5) 先生や友達と食べることを楽しみ、食べ物への興味や関心をもつ。
(6) 健康な生活のリズムを身に付ける。
(7) 身の回りを清潔にし、衣服の着脱、食事、排泄などの生活に必要な活動を自分でする。
(8) 幼稚園における生活の仕方を知り、自分たちで生活の場を整えながら見通しをもって行動する。
(9) 自分の健康に関心をもち、病気の予防などに必要な活動を進んで行う。
(10) 危険な場所、危険な遊び方、災害時などの行動の仕方が分かり、安全に気を付けて行動する。

3 内容の取扱い

上記の取扱いに当たっては、次の事項に留意する必要がある。

(1) 心と体の健康は、相互に密接な関連があるものであることを踏まえ、幼児が教師や他の幼児との温かい触れ合いの中で自己の存在感や充実感を味わうことなどを基盤として、しなやかな心と体の発達を促すこと。特に、十分に体を動かす気持ちよさを体験し、自ら体を動かそうとする意欲が育つようにすること。
(2) 様々な遊びの中で、幼児が興味や関心、能力に応じて全身を使って活動することにより、体を動かす楽しさを味わい、自分の体を大切にしようとする気持ちが育つようにすること。その際、多様な動きを経験する中で、体の動きを調整するようにすること。
(3) 自然の中で伸び伸びと体を動かして遊ぶことにより、体の諸機能の発達が促されることに留意し、幼児の興味や関心が戸外にも向くようにすること。その際、幼児の動線に配慮した園庭や遊具の配置などを工夫すること。
(4) 健康な心と体を育てるためには食育を通じた望ましい食習慣の形成が大切であることを踏まえ、幼児の食生活の実情に配慮し、和やかな雰囲気の中で教師や他の幼児と食べる喜びや楽しさを味わったり、様々な食べ物への興味や関心をもったりするなどし、食の大切さに気付き、進んで食べようとする気持ちが育つようにすること。
(5) 基本的な生活習慣の形成に当たっては、家庭での生活経験に配慮し、幼児の自立心を育て、幼児が他の幼児と関わりながら主体的な活動を展開する中で、生活に必要な習慣を身に付け、次第に見通しをもって行動できるようにすること。
(6) 安全に関する指導に当たっては、情緒の安定を図り、遊びを通して安全についての構えを身に付け、危険な場所や事物などが分かり、安全についての理解を深めるようにすること。また、交通安全の習慣を身に付けるようにするとともに、避難訓練などを通して、災害などの緊急時に適切な行動がとれるようにすること。

人間関係

〔他の人々と親しみ、支え合って生活するために、自立心を育て、人と関わる力を養う。〕

1 ねらい

(1) 幼稚園生活を楽しみ、自分の力で行動することの充実感を味わう。
(2) 身近な人と親しみ、関わりを深め、工夫したり、協力したりして一緒に活動する楽しさを味わい、愛情や信頼感をもつ。
(3) 社会生活における望ましい習慣や態度を身に付ける。

2 内容

(1) 先生や友達と共に過ごすことの喜びを味わう。
(2) 自分で考え、自分で行動する。
(3) 自分でできることは自分でする。
(4) いろいろな遊びを楽しみながら物事をやり遂げようとする気持ちをもつ。
(5) 友達と積極的に関わりながら喜びや悲しみを共感し合う。
(6) 自分の思ったことを相手に伝え、相手の思っていることに気付く。
(7) 友達のよさに気付き、一緒に活動する楽しさを味わう。
(8) 友達と楽しく活動する中で、共通の目的を見いだし、工夫したり、協力したりなどする。
(9) よいことや悪いことがあることに気付き、考えながら行動する。
(10) 友達との関わりを深め、思いやりをもつ。
(11) 友達と楽しく生活する中できまりの大切さに気付き、守ろうとする。
(12) 共同の遊具や用具を大切にし、皆で使う。
(13) 高齢者をはじめ地域の人々などの自分の生活に関係の深いいろいろな人に親しみをもつ。

3 内容の取扱い

上記の取扱いに当たっては、次の事項に留意する必要がある。

(1) 教師との信頼関係に支えられて自分自身の生活を確立していくことが人と関わる基盤となることを考慮し、幼児が自ら周囲に働き掛けることにより多様な感情を体験し、試行錯誤しながら諦めずにやり遂げることの達成感や、前向きな見通しをもって自分の力で行うことの充実感を味わうことができるよう、幼児の行

動を見守りながら適切な援助を行うようにすること。
(2) 一人一人を生かした集団を形成しながら人と関わる力を育てていくようにすること。その際,集団の生活の中で,幼児が自己を発揮し,教師や他の幼児に認められる体験をし,自分のよさや特徴に気付き,自信をもって行動できるようにすること。
(3) 幼児が互いに関わりを深め,協同して遊ぶようになるため,自ら行動する力を育てるようにするとともに,他の幼児と試行錯誤しながら活動を展開する楽しさや共通の目的が実現する喜びを味わうことができるようにすること。
(4) 道徳性の芽生えを培うに当たっては,基本的な生活習慣の形成を図るとともに,幼児が他の幼児との関わりの中で他人の存在に気付き,相手を尊重する気持ちをもって行動できるようにし,また,自然や身近な動植物に親しむことなどを通して豊かな心情が育つようにすること。特に,人に対する信頼感や思いやりの気持ちは,葛藤やつまずきをも体験し,それらを乗り越えることにより次第に芽生えてくることに配慮すること。
(5) 集団の生活を通して,幼児が人との関わりを深め,規範意識の芽生えが培われることを考慮し,幼児が教師との信頼関係に支えられて自己を発揮する中で,互いに思いを主張し,折り合いを付ける体験をし,きまりの必要性などに気付き,自分の気持ちを調整する力が育つようにすること。
(6) 高齢者をはじめ地域の人々などの自分の生活に関係の深いいろいろな人と触れ合い,自分の感情や意志を表現しながら共に楽しみ,共感し合う体験を通して,これらの人々などに親しみをもち,人と関わることの楽しさや人の役に立つ喜びを味わうことができるようにすること。また,生活を通して親や祖父母などの家族の愛情に気付き,家族を大切にしようとする気持ちが育つようにすること。

環境
〔周囲の様々な環境に好奇心や探究心をもって関わり,それらを生活に取り入れていこうとする力を養う。〕
1 ねらい
　(1) 身近な環境に親しみ,自然と触れ合う中で様々な事象に興味や関心をもつ。
　(2) 身近な環境に自分から関わり,発見を楽しんだり,考えたりし,それを生活に取り入れようとする。
　(3) 身近な事象を見たり,考えたり,扱ったりする中で,物の性質や数量,文字などに対する感覚を豊かにする。
2 内容

(1) 自然に触れて生活し,その大きさ,美しさ,不思議さなどに気付く。
(2) 生活の中で,様々な物に触れ,その性質や仕組みに興味や関心をもつ。
(3) 季節により自然や人間の生活に変化のあることに気付く。
(4) 自然などの身近な事象に関心をもち,取り入れて遊ぶ。
(5) 身近な動植物に親しみをもって接し,生命の尊さに気付き,いたわったり,大切にしたりする。
(6) 日常生活の中で,我が国や地域社会における様々な文化や伝統に親しむ。
(7) 身近な物を大切にする。
(8) 身近な物や遊具に興味をもって関わり,自分なりに比べたり,関連付けたりしながら考えたり,試したりして工夫して遊ぶ。
(9) 日常生活の中で数量や図形などに関心をもつ。
(10) 日常生活の中で簡単な標識や文字などに関心をもつ。
(11) 生活に関係の深い情報や施設などに興味や関心をもつ。
(12) 幼稚園内外の行事において国旗に親しむ。
3 内容の取扱い
　上記の取扱いに当たっては,次の事項に留意する必要がある。
(1) 幼児が,遊びの中で周囲の環境と関わり,次第に周囲の世界に好奇心を抱き,その意味や操作の仕方に関心をもち,物事の法則性に気付き,自分なりに考えることができるようになる過程を大切にすること。また,他の幼児の考えなどに触れて新しい考えを生み出す喜びや楽しさを味わい,自分の考えをよりよいものにしようとする気持ちが育つようにすること。
(2) 幼児期において自然のもつ意味は大きく,自然の大きさ,美しさ,不思議さなどに直接触れる体験を通して,幼児の心が安らぎ,豊かな感情,好奇心,思考力,表現力の基礎が培われることを踏まえ,幼児が自然との関わりを深めることができるよう工夫すること。
(3) 身近な事象や動植物に対する感動を伝え合い,共感し合うことなどを通して自分から関わろうとする意欲を育てるとともに,様々な関わり方を通してそれらに対する親しみや畏敬の念,生命を大切にする気持ち,公共心,探究心などが養われるようにすること。
(4) 文化や伝統に親しむ際には,正月や節句など我が国の伝統的な行事,国歌,唱歌,わらべうたや我が国の伝統的な遊びに親しんだり,異なる文化に触れる活動に親しんだりすることを通じて,社会とのつながりの

意識や国際理解の意識の芽生えなどが養われるようにすること。
(5) 数量や文字などに関しては、日常生活の中で幼児自身の必要感に基づく体験を大切にし、数量や文字などに関する興味や関心、感覚が養われるようにすること。

言葉
〔経験したことや考えたことなどを自分なりの言葉で表現し、相手の話す言葉を聞こうとする意欲や態度を育て、言葉に対する感覚や言葉で表現する力を養う。〕
1 ねらい
 (1) 自分の気持ちを言葉で表現する楽しさを味わう。
 (2) 人の言葉や話などをよく聞き、自分の経験したことや考えたことを話し、伝え合う喜びを味わう。
 (3) 日常生活に必要な言葉が分かるようになるとともに、絵本や物語などに親しみ、言葉に対する感覚を豊かにし、先生や友達と心を通わせる。
2 内容
 (1) 先生や友達の言葉や話に興味や関心をもち、親しみをもって聞いたり、話したりする。
 (2) したり、見たり、聞いたり、感じたり、考えたりなどしたことを自分なりに言葉で表現する。
 (3) したいこと、してほしいことを言葉で表現したり、分からないことを尋ねたりする。
 (4) 人の話を注意して聞き、相手に分かるように話す。
 (5) 生活の中で必要な言葉が分かり、使う。
 (6) 親しみをもって日常の挨拶をする。
 (7) 生活の中で言葉の楽しさや美しさに気付く。
 (8) いろいろな体験を通じてイメージや言葉を豊かにする。
 (9) 絵本や物語などに親しみ、興味をもって聞き、想像をする楽しさを味わう。
 (10) 日常生活の中で、文字などで伝える楽しさを味わう。
3 内容の取扱い
 上記の取扱いに当たっては、次の事項に留意する必要がある。
 (1) 言葉は、身近な人に親しみをもって接し、自分の感情や意志などを伝え、それに相手が応答し、その言葉を聞くことを通して次第に獲得されていくものであることを考慮して、幼児が教師や他の幼児と関わることにより心を動かされるような体験をし、言葉を交わす喜びを味わえるようにすること。
 (2) 幼児が自分の思いを言葉で伝えるとともに、教師や他の幼児などの話を興味をもって注意して聞くことを通して次第に話を理解するようになっていき、言葉による伝え合いができるようにすること。
 (3) 絵本や物語などで、その内容と自分の経験とを結び付けたり、想像を巡らせたりするなど、楽しみを十分に味わうことによって、次第に豊かなイメージをもち、言葉に対する感覚が養われるようにすること。
 (4) 幼児が生活の中で、言葉の響きやリズム、新しい言葉や表現などに触れ、これらを使う楽しさを味わえるようにすること。その際、絵本や物語に親しんだり、言葉遊びなどをしたりすることを通して、言葉が豊かになるようにすること。
 (5) 幼児が日常生活の中で、文字などを使いながら思ったことや考えたことを伝える喜びや楽しさを味わい、文字に対する興味や関心をもつようにすること。

表現
〔感じたことや考えたことを自分なりに表現することを通して、豊かな感性や表現する力を養い、創造性を豊かにする。〕
1 ねらい
 (1) いろいろなものの美しさなどに対する豊かな感性をもつ。
 (2) 感じたことや考えたことを自分なりに表現して楽しむ。
 (3) 生活の中でイメージを豊かにし、様々な表現を楽しむ。
2 内容
 (1) 生活の中で様々な音、形、色、手触り、動きなどに気付いたり、感じたりするなどして楽しむ。
 (2) 生活の中で美しいものや心を動かす出来事に触れ、イメージを豊かにする。
 (3) 様々な出来事の中で、感動したことを伝え合う楽しさを味わう。
 (4) 感じたこと、考えたことなどを音や動きなどで表現したり、自由にかいたり、つくったりなどする。
 (5) いろいろな素材に親しみ、工夫して遊ぶ。
 (6) 音楽に親しみ、歌を歌ったり、簡単なリズム楽器を使ったりなどする楽しさを味わう。
 (7) かいたり、つくったりすることを楽しみ、遊びに使ったり、飾ったりなどする。
 (8) 自分のイメージを動きや言葉などで表現したり、演じて遊んだりするなどの楽しさを味わう。
3 内容の取扱い
 上記の取扱いに当たっては、次の事項に留意する必要がある。
 (1) 豊かな感性は、身近な環境と十分に関わる中で美しいもの、優れたもの、心を動かす出来事などに出会い、そこから得た感動を他の幼児や教師と共有し、

様々に表現することなどを通して養われるようにすること。その際,風の音や雨の音,身近にある草や花の形や色など自然の中にある音,形,色などに気付くようにすること。
(2) 幼児の自己表現は素朴な形で行われることが多いので,教師はそのような表現を受容し,幼児自身の表現しようとする意欲を受け止めて,幼児が生活の中で幼児らしい様々な表現を楽しむことができるようにすること。
(3) 生活経験や発達に応じ,自ら様々な表現を楽しみ,表現する意欲を十分に発揮させることができるように,遊具や用具などを整えたり,様々な素材や表現の仕方に親しんだり,他の幼児の表現に触れられるよう配慮したりし,表現する過程を大切にして自己表現を楽しめるように工夫すること。

第3章 教育課程に係る教育時間の終了後等に行う教育活動などの留意事項

1 地域の実態や保護者の要請により,教育課程に係る教育時間の終了後等に希望する者を対象に行う教育活動については,幼児の心身の負担に配慮するものとする。また,次の点にも留意するものとする。
(1) 教育課程に基づく活動を考慮し,幼児期にふさわしい無理のないものとなるようにすること。その際,教育課程に基づく活動を担当する教師と緊密な連携を図るようにすること。
(2) 家庭や地域での幼児の生活も考慮し,教育課程に係る教育時間の終了後等に行う教育活動の計画を作成するようにすること。その際,地域の人々と連携するなど,地域の様々な資源を活用しつつ,多様な体験ができるようにすること。
(3) 家庭との緊密な連携を図るようにすること。その際,情報交換の機会を設けたりするなど,保護者が,幼稚園と共に幼児を育てるという意識が高まるようにすること。
(4) 地域の実態や保護者の事情とともに幼児の生活のリズムを踏まえつつ,例えば実施日数や時間などについて,弾力的な運用に配慮すること。
(5) 適切な責任体制と指導体制を整備した上で行うようにすること。
2 幼稚園の運営に当たっては,子育ての支援のために保護者や地域の人々に機能や施設を開放して,園内体制の整備や関係機関との連携及び協力に配慮しつつ,幼児期の教育に関する相談に応じたり,情報を提供したり,幼児と保護者との登園を受け入れたり,保護者同士の交流の機会を提供したりするなど,幼稚園と家庭が一体となって幼児と関わる取組を進め,地域における幼児期の教育のセンターとしての役割を果たすよう努めるものとする。その際,心理や保健の専門家,地域の子育て経験者等と連携・協働しながら取り組むよう配慮するものとする。

資料　保育所保育指針

(平成29年3月31日厚生労働省告示第117号)
(平成30年4月1日から施行)

第1章　総則

　この指針は、児童福祉施設の設備及び運営に関する基準(昭和23年厚生省令第63号。以下「設備運営基準」という。)第35条の規定に基づき、保育所における保育の内容に関する事項及びこれに関連する運営に関する事項を定めるものである。各保育所は、この指針において規定される保育の内容に係る基本原則に関する事項等を踏まえ、各保育所の実情に応じて創意工夫を図り、保育所の機能及び質の向上に努めなければならない。

1　保育所保育に関する基本原則
(1)　保育所の役割
　ア　保育所は、児童福祉法(昭和22年法律第164号)第39条の規定に基づき、保育を必要とする子どもの保育を行い、その健全な心身の発達を図ることを目的とする児童福祉施設であり、入所する子どもの最善の利益を考慮し、その福祉を積極的に増進することに最もふさわしい生活の場でなければならない。
　イ　保育所は、その目的を達成するために、保育に関する専門性を有する職員が、家庭との緊密な連携の下に、子どもの状況や発達過程を踏まえ、保育所における環境を通して、養護及び教育を一体的に行うことを特性としている。
　ウ　保育所は、入所する子どもを保育するとともに、家庭や地域の様々な社会資源との連携を図りながら、入所する子どもの保護者に対する支援及び地域の子育て家庭に対する支援等を行う役割を担うものである。
　エ　保育所における保育士は、児童福祉法第18条の4の規定を踏まえ、保育所の役割及び機能が適切に発揮されるように、倫理観に裏付けられた専門的知識、技術及び判断をもって、子どもを保育するとともに、子どもの保護者に対する保育に関する指導を行うものであり、その職責を遂行するための専門性の向上に絶えず努めなければならない。

(2)　保育の目標
　ア　保育所は、子どもが生涯にわたる人間形成にとって極めて重要な時期に、その生活時間の大半を過ごす場である。このため、保育所の保育は、子どもが現在を最も良く生き、望ましい未来をつくり出す力の基礎を培うために、次の目標を目指して行わなければならない。

　　(ア)　十分に養護の行き届いた環境の下に、くつろいだ雰囲気の中で子どもの様々な欲求を満たし、生命の保持及び情緒の安定を図ること。
　　(イ)　健康、安全など生活に必要な基本的な習慣や態度を養い、心身の健康の基礎を培うこと。
　　(ウ)　人との関わりの中で、人に対する愛情と信頼感、そして人権を大切にする心を育てるとともに、自主、自立及び協調の態度を養い、道徳性の芽生えを培うこと。
　　(エ)　生命、自然及び社会の事象についての興味や関心を育て、それらに対する豊かな心情や思考力の芽生えを培うこと。
　　(オ)　生活の中で、言葉への興味や関心を育て、話したり、聞いたり、相手の話を理解しようとするなど、言葉の豊かさを養うこと。
　　(カ)　様々な体験を通して、豊かな感性や表現力を育み、創造性の芽生えを培うこと。
　イ　保育所は、入所する子どもの保護者に対し、その意向を受け止め、子どもと保護者の安定した関係に配慮し、保育所の特性や保育士等の専門性を生かして、その援助に当たらなければならない。

(3)　保育の方法
　保育の目標を達成するために、保育士等は、次の事項に留意して保育しなければならない。
　ア　一人一人の子どもの状況や家庭及び地域社会での生活の実態を把握するとともに、子どもが安心感と信頼感をもって活動できるよう、子どもの主体としての思いや願いを受け止めること。
　イ　子どもの生活のリズムを大切にし、健康、安全で情緒の安定した生活ができる環境や、自己を十分に発揮できる環境を整えること。
　ウ　子どもの発達について理解し、一人一人の発達過程に応じて保育すること。その際、子どもの個人差に十分配慮すること。
　エ　子ども相互の関係づくりや互いに尊重する心を大切にし、集団における活動を効果あるものにするよう援助すること。
　オ　子どもが自発的・意欲的に関われるような環境を構成し、子どもの主体的な活動や子ども相互の関わりを大切にすること。特に、乳幼児期にふさわしい体験が得られるように、生活や遊びを通して総合的に保育すること。
　カ　一人一人の保護者の状況やその意向を理解、受容し、それぞれの親子関係や家庭生活等に配慮しながら、様々な機会をとらえ、適切に援助すること。

(4)　保育の環境
　保育の環境には、保育士等や子どもなどの人的環

境，施設や遊具などの物的環境，更には自然や社会の事象などがある。保育所は，こうした人，物，場などの環境が相互に関連し合い，子どもの生活が豊かなものとなるよう，次の事項に留意しつつ，計画的に環境を構成し，工夫して保育しなければならない。
ア　子ども自らが環境に関わり，自発的に活動し，様々な経験を積んでいくことができるよう配慮すること。
イ　子どもの活動が豊かに展開されるよう，保育所の設備や環境を整え，保育所の保健的環境や安全の確保などに努めること。
ウ　保育室は，温かな親しみとくつろぎの場となるとともに，生き生きと活動できる場となるように配慮すること。
エ　子どもが人と関わる力を育てていくため，子ども自らが周囲の子どもや大人と関わっていくことができる環境を整えること。
(5) 保育所の社会的責任
ア　保育所は，子どもの人権に十分配慮するとともに，子ども一人一人の人格を尊重して保育を行わなければならない。
イ　保育所は，地域社会との交流や連携を図り，保護者や地域社会に，当該保育所が行う保育の内容を適切に説明するよう努めなければならない。
ウ　保育所は，入所する子ども等の個人情報を適切に取り扱うとともに，保護者の苦情などに対し，その解決を図るよう努めなければならない。
2　養護に関する基本的事項
(1) 養護の理念
　　保育における養護とは，子どもの生命の保持及び情緒の安定を図るために保育士等が行う援助や関わりであり，保育所における保育は，養護及び教育を一体的に行うことをその特性とするものである。保育所における保育全体を通じて，養護に関するねらい及び内容を踏まえた保育が展開されなければならない。
(2) 養護に関わるねらい及び内容
ア　生命の保持
　(ア) ねらい
　　① 一人一人の子どもが，快適に生活できるようにする。
　　② 一人一人の子どもが，健康で安全に過ごせるようにする。
　　③ 一人一人の子どもの生理的欲求が，十分に満たされるようにする。
　　④ 一人一人の子どもの健康増進が，積極的に図られるようにする。
　(イ) 内容
　　① 一人一人の子どもの平常の健康状態や発育及び発達状態を的確に把握し，異常を感じる場合は，速やかに適切に対応する。
　　② 家庭との連携を密にし，嘱託医等との連携を図りながら，子どもの疾病や事故防止に関する認識を深め，保健的で安全な保育環境の維持及び向上に努める。
　　③ 清潔で安全な環境を整え，適切な援助や応答的な関わりを通して子どもの生理的欲求を満たしていく。また，家庭と協力しながら，子どもの発達過程等に応じた適切な生活のリズムがつくられていくようにする。
　　④ 子どもの発達過程等に応じて，適度な運動と休息を取ることができるようにする。また，食事，排泄，衣類の着脱，身の回りを清潔にすることなどについて，子どもが意欲的に生活できるよう適切に援助する。
イ　情緒の安定
　(ア) ねらい
　　① 一人一人の子どもが，安定感をもって過ごせるようにする。
　　② 一人一人の子どもが，自分の気持ちを安心して表すことができるようにする。
　　③ 一人一人の子どもが，周囲から主体として受け止められ，主体として育ち，自分を肯定する気持ちが育まれていくようにする。
　　④ 一人一人の子どもがくつろいで共に過ごし，心身の疲れが癒されるようにする。
　(イ) 内容
　　① 一人一人の子どもの置かれている状態や発達過程などを的確に把握し，子どもの欲求を適切に満たしながら，応答的な触れ合いや言葉がけを行う。
　　② 一人一人の子どもの気持ちを受容し，共感しながら，子どもとの継続的な信頼関係を築いていく。
　　③ 保育士等との信頼関係を基盤に，一人一人の子どもが主体的に活動し，自発性や探索意欲などを高めるとともに，自分への自信をもつことができるよう成長の過程を見守り，適切に働きかける。
　　④ 一人一人の子どもの生活のリズム，発達過程，保育時間などに応じて，活動内容のバランスや調和を図りながら，適切な食事や休息が取れるようにする。
3　保育の計画及び評価
(1) 全体的な計画の作成

ア 保育所は，1の(2)に示した保育の目標を達成するために，各保育所の保育の方針や目標に基づき，子どもの発達過程を踏まえて，保育の内容が組織的・計画的に構成され，保育所の生活の全体を通して，総合的に展開されるよう，全体的な計画を作成しなければならない。

イ 全体的な計画は，子どもや家庭の状況，地域の実態，保育時間などを考慮し，子どもの育ちに関する長期的見通しをもって適切に作成されなければならない。

ウ 全体的な計画は，保育所保育の全体像を包括的に示すものとし，これに基づく指導計画，保健計画，食育計画等を通じて，各保育所が創意工夫して保育できるよう，作成されなければならない。

(2) 指導計画の作成

ア 保育所は，全体的な計画に基づき，具体的な保育が適切に展開されるよう，子どもの生活や発達を見通した長期的な指導計画と，それに関連しながら，より具体的な子どもの日々の生活に即した短期的な指導計画を作成しなければならない。

イ 指導計画の作成に当たっては，第2章及びその他の関連する章に示された事項のほか，子ども一人一人の発達過程や状況を十分に踏まえるとともに，次の事項に留意しなければならない。

(ア) 3歳未満児については，一人一人の子どもの生育歴，心身の発達，活動の実態等に即して，個別的な計画を作成すること。

(イ) 3歳以上児については，個の成長と，子ども相互の関係や協同的な活動が促されるよう配慮すること。

(ウ) 異年齢で構成される組やグループでの保育においては，一人一人の子どもの生活や経験，発達過程などを把握し，適切な援助や環境構成ができるよう配慮すること。

ウ 指導計画においては，保育所の生活における子どもの発達過程を見通し，生活の連続性，季節の変化などを考慮し，子どもの実態に即した具体的なねらい及び内容を設定すること。また，具体的なねらいが達成されるよう，子どもの生活する姿や発想を大切にして適切な環境を構成し，子どもが主体的に活動できるようにすること。

エ 一日の生活のリズムや在園時間が異なる子どもが共に過ごすことを踏まえ，活動と休息，緊張感と解放感等の調和を図るよう配慮すること。

オ 午睡は生活のリズムを構成する重要な要素であり，安心して眠ることのできる安全な睡眠環境を確保するとともに，在園時間が異なることや，睡眠時間は子どもの発達の状況や個人によって差があることから，一律とならないよう配慮すること。

カ 長時間にわたる保育については，子どもの発達過程，生活のリズム及び心身の状態に十分配慮して，保育の内容や方法，職員の協力体制，家庭との連携などを指導計画に位置付けること。

キ 障害のある子どもの保育については，一人一人の子どもの発達過程や障害の状態を把握し，適切な環境の下で，障害のある子どもが他の子どもとの生活を通して共に成長できるよう，指導計画の中に位置付けること。また，子どもの状況に応じた保育を実施する観点から，家庭や関係機関と連携した支援のための計画を個別に作成するなど適切な対応を図ること。

(3) 指導計画の展開

指導計画に基づく保育の実施に当たっては，次の事項に留意しなければならない。

ア 施設長，保育士など，全職員による適切な役割分担と協力体制を整えること。

イ 子どもが行う具体的な活動は，生活の中で様々に変化することに留意して，子どもが望ましい方向に向かって自ら活動を展開できるよう必要な援助を行うこと。

ウ 子どもの主体的な活動を促すためには，保育士等が多様な関わりをもつことが重要であることを踏まえ，子どもの情緒の安定や発達に必要な豊かな体験が得られるよう援助すること。

エ 保育士等は，子どもの実態や子どもを取り巻く状況の変化などに即して保育の過程を記録するとともに，これらを踏まえ，指導計画に基づく保育の内容の見直しを行い，改善を図ること。

(4) 保育内容等の評価

ア 保育士等の自己評価

(ア) 保育士等は，保育の計画や保育の記録を通して，自らの保育実践を振り返り，自己評価することを通して，その専門性の向上や保育実践の改善に努めなければならない。

(イ) 保育士等による自己評価に当たっては，子どもの活動内容やその結果だけでなく，子どもの心の育ちや意欲，取り組む過程などにも十分配慮するよう留意すること。

(ウ) 保育士等は，自己評価における自らの保育実践の振り返りや職員相互の話し合い等を通じて，専門性の向上及び保育の質の向上のための課題を明確にするとともに，保育所全体の保育の内容に関する認識を深めること。

イ 保育所の自己評価

(ア) 保育所は，保育の質の向上を図るため，保育の計画の展開や保育士等の自己評価を踏まえ，当該保育所の保育の内容等について，自ら評価を行い，その結果を公表するよう努めなければならない。
(イ) 保育所が自己評価を行うに当たっては，地域の実情や保育所の実態に即して，適切に評価の観点や項目等を設定し，全職員による共通理解をもって取り組むよう留意すること。
(ウ) 設備運営基準第36条の趣旨を踏まえ，保育の内容等の評価に関し，保護者及び地域住民等の意見を聴くことが望ましいこと。
(5) 評価を踏まえた計画の改善
ア 保育所は，評価の結果を踏まえ，当該保育所の保育の内容等の改善を図ること。
イ 保育の計画に基づく保育，保育の内容の評価及びこれに基づく改善という一連の取組により，保育の質の向上が図られるよう，全職員が共通理解をもって取り組むことに留意すること。
4 幼児教育を行う施設として共有すべき事項
(1) 育みたい資質・能力
ア 保育所においては，生涯にわたる生きる力の基礎を培うため，1の(2)に示す保育の目標を踏まえ，次に掲げる資質・能力を一体的に育むよう努めるものとする。
(ア) 豊かな体験を通じて，感じたり，気付いたり，分かったり，できるようになったりする「知識及び技能の基礎」
(イ) 気付いたことや，できるようになったことなどを使い，考えたり，試したり，工夫したり，表現したりする「思考力，判断力，表現力等の基礎」
(ウ) 心情，意欲，態度が育つ中で，よりよい生活を営もうとする「学びに向かう力，人間性等」
イ アに示す資質・能力は，第2章に示すねらい及び内容に基づく保育活動全体によって育むものである。
(2) 幼児期の終わりまでに育ってほしい姿
次に示す「幼児期の終わりまでに育ってほしい姿」は，第2章に示すねらい及び内容に基づく保育活動全体を通して資質・能力が育まれている子どもの小学校就学時の具体的な姿であり，保育士等が指導を行う際に考慮するものである。
ア 健康な心と体
保育所の生活の中で，充実感をもって自分のやりたいことに向かって心と体を十分に働かせ，見通しをもって行動し，自ら健康で安全な生活をつくり出すようになる。

イ 自立心
身近な環境に主体的に関わり様々な活動を楽しむ中で，しなければならないことを自覚し，自分の力で行うために考えたり，工夫したりしながら，諦めずにやり遂げることで達成感を味わい，自信をもって行動するようになる。
ウ 協同性
友達と関わる中で，互いの思いや考えなどを共有し，共通の目的の実現に向けて，考えたり，工夫したり，協力したりし，充実感をもってやり遂げるようになる。
エ 道徳性・規範意識の芽生え
友達と様々な体験を重ねる中で，してよいことや悪いことが分かり，自分の行動を振り返ったり，友達の気持ちに共感したりし，相手の立場に立って行動するようになる。また，きまりを守る必要性が分かり，自分の気持ちを調整し，友達と折り合いを付けながら，きまりをつくったり，守ったりするようになる。
オ 社会生活との関わり
家族を大切にしようとする気持ちをもつとともに，地域の身近な人と触れ合う中で，人との様々な関わり方に気付き，相手の気持ちを考えて関わり，自分が役に立つ喜びを感じ，地域に親しみをもつようになる。また，保育所内外の様々な環境に関わる中で，遊びや生活に必要な情報を取り入れ，情報に基づき判断したり，情報を伝え合ったり，活用したりするなど，情報を役立てながら活動するようになるとともに，公共の施設を大切に利用するなどして，社会とのつながりなどを意識するようになる。
カ 思考力の芽生え
身近な事象に積極的に関わる中で，物の性質や仕組みなどを感じ取ったり，気付いたりし，考えたり，予想したり，工夫したりするなど，多様な関わりを楽しむようになる。また，友達の様々な考えに触れる中で，自分と異なる考えがあることに気付き，自ら判断したり，考え直したりするなど，新しい考えを生み出す喜びを味わいながら，自分の考えをよりよいものにするようになる。
キ 自然との関わり・生命尊重
自然に触れて感動する体験を通して，自然の変化などを感じ取り，好奇心や探究心をもって考え言葉などで表現しながら，身近な事象への関心が高まるとともに，自然への愛情や畏敬の念をもつようになる。また，身近な動植物に心を動かされる中で，生命の不思議さや尊さに気付き，身近な動植物への接し方を考え，命あるものとしていたわり，大切にす

る気持ちをもって関わるようになる。
　ク　数量や図形，標識や文字などへの関心・感覚
　　　遊びや生活の中で，数量や図形，標識や文字などに親しむ体験を重ねたり，標識や文字の役割に気付いたりし，自らの必要感に基づきこれらを活用し，興味や関心，感覚をもつようになる。
　ケ　言葉による伝え合い
　　　保育士等や友達と心を通わせる中で，絵本や物語などに親しみながら，豊かな言葉や表現を身に付け，経験したことや考えたことなどを言葉で伝えたり，相手の話を注意して聞いたりし，言葉による伝え合いを楽しむようになる。
　コ　豊かな感性と表現
　　　心を動かす出来事などに触れ感性を働かせる中で，様々な素材の特徴や表現の仕方などに気付き，感じたことや考えたことを自分で表現したり，友達同士で表現する過程を楽しんだりし，表現する喜びを味わい，意欲をもつようになる。

　　第2章　保育の内容

　この章に示す「ねらい」は，第1章の1の(2)に示された保育の目標をより具体化したものであり，子どもが保育所において，安定した生活を送り，充実した活動ができるように，保育を通じて育みたい資質・能力を，子どもの生活する姿から捉えたものである。また，「内容」は，「ねらい」を達成するために，子どもの生活やその状況に応じて保育士等が適切に行う事項と，保育士等が援助して子どもが環境に関わって経験する事項を示したものである。
　保育における「養護」とは，子どもの生命の保持及び情緒の安定を図るために保育士等が行う援助や関わりであり，「教育」とは，子どもが健やかに成長し，その活動がより豊かに展開されるための発達の援助である。本章では，保育士等が，「ねらい」及び「内容」を具体的に把握するため，主に教育に関わる側面からの視点を示しているが，実際の保育においては，養護と教育が一体となって展開されることに留意する必要がある。
1　乳児保育に関わるねらい及び内容
　(1) 基本的事項
　ア　乳児期の発達については，視覚，聴覚などの感覚や，座る，はう，歩くなどの運動機能が著しく発達し，特定の大人との応答的な関わりを通じて，情緒的な絆が形成されるといった特徴がある。これらの発達の特徴を踏まえて，乳児保育は，愛情豊かに，応答的に行われることが特に必要である。
　イ　本項においては，この時期の発達の特徴を踏まえ，乳児保育の「ねらい」及び「内容」について

は，身体的発達に関する視点「健やかに伸び伸びと育つ」，社会的発達に関する視点「身近な人と気持ちが通じ合う」及び精神的発達に関する視点「身近なものと関わり感性が育つ」としてまとめ，示している。
　ウ　本項の各視点において示す保育の内容は，第1章の2に示された養護における「生命の保持」及び「情緒の安定」に関わる保育の内容と，一体となって展開されるものであることに留意が必要である。
　(2) ねらい及び内容
　ア　健やかに伸び伸びと育つ
　　　健康な心と体を育て，自ら健康で安全な生活をつくり出す力の基盤を培う。
　　(ア) ねらい
　　　① 身体感覚が育ち，快適な環境に心地よさを感じる。
　　　② 伸び伸びと体を動かし，はう，歩くなどの運動をしようとする。
　　　③ 食事，睡眠等の生活のリズムの感覚が芽生える。
　　(イ) 内容
　　　① 保育士等の愛情豊かな受容の下で，生理的・心理的欲求を満たし，心地よく生活をする。
　　　② 一人一人の発育に応じて，はう，立つ，歩くなど，十分に体を動かす。
　　　③ 個人差に応じて授乳を行い，離乳を進めていく中で，様々な食品に少しずつ慣れ，食べることを楽しむ。
　　　④ 一人一人の生活のリズムに応じて，安全な環境の下で十分に午睡をする。
　　　⑤ おむつ交換や衣服の着脱などを通じて，清潔になることの心地よさを感じる。
　　(ウ) 内容の取扱い
　　　上記の取扱いに当たっては，次の事項に留意する必要がある。
　　　① 心と体の健康は，相互に密接な関連があるものであることを踏まえ，温かい触れ合いの中で，心と体の発達を促すこと。特に，寝返り，お座り，はいはい，つかまり立ち，伝い歩きなど，発育に応じて，遊びの中で体を動かす機会を十分に確保し，自ら体を動かそうとする意欲が育つようにすること。
　　　② 健康な心と体を育てるためには望ましい食習慣の形成が重要であることを踏まえ，離乳食が完了期へと徐々に移行する中で，様々な食品に慣れるようにするとともに，和やかな雰囲気の中で食べる喜びや楽しさを味わい，進んで食べ

ようとする気持ちが育つようにすること。なお，食物アレルギーのある子どもへの対応については，嘱託医等の指示や協力の下に適切に対応すること。
イ　身近な人と気持ちが通じ合う
受容的・応答的な関わりの下で，何かを伝えようとする意欲や身近な大人との信頼関係を育て，人と関わる力の基盤を培う。
（ア）ねらい
① 安心できる関係の下で，身近な人と共に過ごす喜びを感じる。
② 体の動きや表情，発声等により，保育士等と気持ちを通わせようとする。
③ 身近な人と親しみ，関わりを深め，愛情や信頼感が芽生える。
（イ）内容
① 子どもからの働きかけを踏まえた，応答的な触れ合いや言葉がけによって，欲求が満たされ，安定感をもって過ごす。
② 体の動きや表情，発声，喃語等を優しく受け止めてもらい，保育士等とのやり取りを楽しむ。
③ 生活や遊びの中で，自分の身近な人の存在に気付き，親しみの気持ちを表す。
④ 保育士等による語りかけや歌いかけ，発声や喃語等への応答を通じて，言葉の理解や発語の意欲が育つ。
⑤ 温かく，受容的な関わりを通じて，自分を肯定する気持ちが芽生える。
（ウ）内容の取扱い
上記の取扱いに当たっては，次の事項に留意する必要がある。
① 保育士等との信頼関係に支えられて生活を確立していくことが人と関わる基盤となることを考慮して，子どもの多様な感情を受け止め，温かく受容的・応答的に関わり，一人一人に応じた適切な援助を行うようにすること。
② 身近な人に親しみをもって接し，自分の感情などを表し，それに相手が応答する言葉を聞くことを通して，次第に言葉が獲得されていくことを考慮して，楽しい雰囲気の中での保育士等との関わり合いを大切にし，ゆっくりと優しく話しかけるなど，積極的に言葉のやり取りを楽しむことができるようにすること。
ウ　身近なものと関わり感性が育つ
身近な環境に興味や好奇心をもって関わり，感じたことや考えたことを表現する力の基盤を培う。

（ア）ねらい
① 身の回りのものに親しみ，様々なものに興味や関心をもつ。
② 見る，触れる，探索するなど，身近な環境に自分から関わろうとする。
③ 身体の諸感覚による認識が豊かになり，表情や手足，体の動き等で表現する。
（イ）内容
① 身近な生活用具，玩具や絵本などが用意された中で，身の回りのものに対する興味や好奇心をもつ。
② 生活や遊びの中で様々なものに触れ，音，形，色，手触りなどに気付き，感覚の働きを豊かにする。
③ 保育士等と一緒に様々な色彩や形のものや絵本などを見る。
④ 玩具や身の回りのものを，つまむ，つかむ，たたく，引っ張るなど，手や指を使って遊ぶ。
⑤ 保育士等のあやし遊びに機嫌よく応じたり，歌やリズムに合わせて手足や体を動かして楽しんだりする。
（ウ）内容の取扱い
上記の取扱いに当たっては，次の事項に留意する必要がある。
① 玩具などは，音質，形，色，大きさなど子どもの発達状態に応じて適切なものを選び，その時々の子どもの興味や関心を踏まえるなど，遊びを通して感覚の発達が促されるものとなるように工夫すること。なお，安全な環境の下で，子どもが探索意欲を満たして自由に遊べるよう，身の回りのものについては，常に十分な点検を行うこと。
② 乳児期においては，表情，発声，体の動きなどで，感情を表現することが多いことから，これらの表現しようとする意欲を積極的に受け止めて，子どもが様々な活動を楽しむことを通して表現が豊かになるようにすること。
(3) 保育の実施に関わる配慮事項
ア　乳児は疾病への抵抗力が弱く，心身の機能の未熟さに伴う疾病の発生が多いことから，一人一人の発育及び発達状態や健康状態についての適切な判断に基づく保健的な対応を行うこと。
イ　一人一人の子どもの生育歴の違いに留意しつつ，欲求を適切に満たし，特定の保育士が応答的に関わるように努めること。
ウ　乳児保育に関わる職員間の連携や嘱託医との連携を図り，第3章に示す事項を踏まえ，適切に対応す

ること。栄養士及び看護師等が配置されている場合は，その専門性を生かした対応を図ること。
エ　保護者との信頼関係を築きながら保育を進めるとともに，保護者からの相談に応じ，保護者への支援に努めていくこと。
オ　担当の保育士が替わる場合には，子どものそれまでの生育歴や発達過程に留意し，職員間で協力して対応すること。

2　1歳以上3歳未満児の保育に関わるねらい及び内容
(1) 基本的事項
ア　この時期においては，歩き始めから，歩く，走る，跳ぶなどへと，基本的な運動機能が次第に発達し，排泄の自立のための身体的機能も整うようになる。つまむ，めくるなどの指先の機能も発達し，食事，衣類の着脱なども，保育士等の援助の下で自分で行うようになる。発声も明瞭になり，語彙も増加し，自分の意思や欲求を言葉で表出できるようになる。このように自分でできることが増えてくる時期であることから，保育士等は，子どもの生活の安定を図りながら，自分でしようとする気持ちを尊重し，温かく見守るとともに，愛情豊かに，応答的に関わることが必要である。
イ　本項においては，この時期の発達の特徴を踏まえ，保育の「ねらい」及び「内容」について，心身の健康に関する領域「健康」，人との関わりに関する領域「人間関係」，身近な環境との関わりに関する領域「環境」，言葉の獲得に関する領域「言葉」及び感性と表現に関する領域「表現」としてまとめ，示している。
ウ　本項の各領域において示す保育の内容は，第1章の2に示された養護における「生命の保持」及び「情緒の安定」に関わる保育の内容と，一体となって展開されるものであることに留意が必要である。

(2) ねらい及び内容
ア　健康
　健康な心と体を育て，自ら健康で安全な生活をつくり出す力を養う。
(ア) ねらい
① 明るく伸び伸びと生活し，自分から体を動かすことを楽しむ。
② 自分の体を十分に動かし，様々な動きをしようとする。
③ 健康，安全な生活に必要な習慣に気付き，自分でしてみようとする気持ちが育つ。
(イ) 内容
① 保育士等の愛情豊かな受容の下で，安定感をもって生活をする。
② 食事や午睡，遊びと休息など，保育所における生活のリズムが形成される。
③ 走る，跳ぶ，登る，押す，引っ張るなど全身を使う遊びを楽しむ。
④ 様々な食品や調理形態に慣れ，ゆったりとした雰囲気の中で食事や間食を楽しむ。
⑤ 身の回りを清潔に保つ心地よさを感じ，その習慣が少しずつ身に付く。
⑥ 保育士等の助けを借りながら，衣類の着脱を自分でしようとする。
⑦ 便器での排泄に慣れ，自分で排泄ができるようになる。

(ウ) 内容の取扱い
上記の取扱いに当たっては，次の事項に留意する必要がある。
① 心と体の健康は，相互に密接な関連があるものであることを踏まえ，子どもの気持ちに配慮した温かい触れ合いの中で，心と体の発達を促すこと。特に，一人一人の発育に応じて，体を動かす機会を十分に確保し，自ら体を動かそうとする意欲が育つようにすること。
② 健康な心と体を育てるためには望ましい食習慣の形成が重要であることを踏まえ，ゆったりとした雰囲気の中で食べる喜びや楽しさを味わい，進んで食べようとする気持ちが育つようにすること。なお，食物アレルギーのある子どもへの対応については，嘱託医等の指示や協力の下に適切に対応すること。
③ 排泄の習慣については，一人一人の排尿間隔等を踏まえ，おむつが汚れていないときに便器に座らせるなどにより，少しずつ慣れさせるようにすること。
④ 食事，排泄，睡眠，衣類の着脱，身の回りを清潔にすることなど，生活に必要な基本的な習慣については，一人一人の状態に応じ，落ち着いた雰囲気の中で行うようにし，子どもが自分でしようとする気持ちを尊重すること。また，基本的な生活習慣の形成に当たっては，家庭での生活経験に配慮し，家庭との適切な連携の下で行うようにすること。

イ　人間関係
　他の人々と親しみ，支え合って生活するために，自立心を育て，人と関わる力を養う。
(ア) ねらい
① 保育所での生活を楽しみ，身近な人と関わる心地よさを感じる。
② 周囲の子ども等への興味や関心が高まり，関

わりをもとうとする。
　③　保育所の生活の仕方に慣れ，きまりの大切さに気付く。
（イ）内容
　①　保育士等や周囲の子ども等との安定した関係の中で，共に過ごす心地よさを感じる。
　②　保育士等の受容的・応答的な関わりの中で，欲求を適切に満たし，安定感をもって過ごす。
　③　身の回りに様々な人がいることに気付き，徐々に他の子どもと関わりをもって遊ぶ。
　④　保育士等の仲立ちにより，他の子どもとの関わり方を少しずつ身につける。
　⑤　保育所の生活の仕方に慣れ，きまりがあることや，その大切さに気付く。
　⑥　生活や遊びの中で，年長児や保育士等の真似をしたり，ごっこ遊びを楽しんだりする。
（ウ）内容の取扱い
　上記の取扱いに当たっては，次の事項に留意する必要がある。
　①　保育士等との信頼関係に支えられて生活を確立するとともに，自分で何かをしようとする気持ちが旺盛になる時期であることに鑑み，そのような子どもの気持ちを尊重し，温かく見守るとともに，愛情豊かに，応答的に関わり，適切な援助を行うようにすること。
　②　思い通りにいかない場合等の子どもの不安定な感情の表出については，保育士等が受容的に受け止めるとともに，そうした気持ちから立ち直る経験や感情をコントロールすることへの気付き等につなげていけるように援助すること。
　③　この時期は自己と他者との違いの認識がまだ十分ではないことから，子どもの自我の育ちを見守るとともに，保育士等が仲立ちとなって，自分の気持ちを相手に伝えることや相手の気持ちに気付くことの大切さなど，友達の気持ちや友達との関わり方を丁寧に伝えていくこと。
　ウ　環境
　周囲の様々な環境に好奇心や探究心をもって関わり，それらを生活に取り入れていこうとする力を養う。
（ア）ねらい
　①　身近な環境に親しみ，触れ合う中で，様々なものに興味や関心をもつ。
　②　様々なものに関わる中で，発見を楽しんだり，考えたりしようとする。
　③　見る，聞く，触るなどの経験を通して，感覚の働きを豊かにする。

（イ）内容
　①　安全で活動しやすい環境での探索活動等を通して，見る，聞く，触れる，嗅ぐ，味わうなどの感覚の働きを豊かにする。
　②　玩具，絵本，遊具などに興味をもち，それらを使った遊びを楽しむ。
　③　身の回りの物に触れる中で，形，色，大きさ，量などの物の性質や仕組みに気付く。
　④　自分の物と人の物の区別や，場所的感覚など，環境を捉える感覚が育つ。
　⑤　身近な生き物に気付き，親しみをもつ。
　⑥　近隣の生活や季節の行事などに興味や関心をもつ。
（ウ）内容の取扱い
　上記の取扱いに当たっては，次の事項に留意する必要がある。
　①　玩具などは，音質，形，色，大きさなど子どもの発達状態に応じて適切なものを選び，遊びを通して感覚の発達が促されるように工夫すること。
　②　身近な生き物との関わりについては，子どもが命を感じ，生命の尊さに気付く経験へとつながるものであることから，そうした気付きを促すような関わりとなるようにすること。
　③　地域の生活や季節の行事などに触れる際には，社会とのつながりや地域社会の文化への気付きにつながるものとなることが望ましいこと。その際，保育所内外の行事や地域の人々との触れ合いなどを通して行うこと等も考慮すること。
　エ　言葉
　経験したことや考えたことなどを自分なりの言葉で表現し，相手の話す言葉を聞こうとする意欲や態度を育て，言葉に対する感覚や言葉で表現する力を養う。
（ア）ねらい
　①　言葉遊びや言葉で表現する楽しさを感じる。
　②　人の言葉や話などを聞き，自分でも思ったことを伝えようとする。
　③　絵本や物語等に親しむとともに，言葉のやり取りを通じて身近な人と気持ちを通わせる。
（イ）内容
　①　保育士等の応答的な関わりや話しかけにより，自ら言葉を使おうとする。
　②　生活に必要な簡単な言葉に気付き，聞き分ける。
　③　親しみをもって日常の挨拶に応じる。

④ 絵本や紙芝居を楽しみ，簡単な言葉を繰り返したり，模倣をしたりして遊ぶ。
⑤ 保育士等とごっこ遊びをする中で，言葉のやり取りを楽しむ。
⑥ 保育士等を仲立ちとして，生活や遊びの中で友達との言葉のやり取りを楽しむ。
⑦ 保育士等や友達の言葉や話に興味や関心をもって，聞いたり，話したりする。
　(ウ) 内容の取扱い
　　上記の取扱いに当たっては，次の事項に留意する必要がある。
① 身近な人に親しみをもって接し，自分の感情などを伝え，それに相手が応答し，その言葉を聞くことを通して，次第に言葉が獲得されていくものであることを考慮して，楽しい雰囲気の中で保育士等との言葉のやり取りができるようにすること。
② 子どもが自分の思いを言葉で伝えるとともに，他の子どもの話などを聞くことを通して，次第に話を理解し，言葉による伝え合いができるようになるよう，気持ちや経験等の言語化を行うことを援助するなど，子ども同士の関わりの仲立ちを行うようにすること。
③ この時期は，片言から，二語文，ごっこ遊びでのやり取りができる程度へと，大きく言葉の習得が進む時期であることから，それぞれの子どもの発達の状況に応じて，遊びや関わりの工夫など，保育の内容を適切に展開することが必要であること。
オ　表現
　　感じたことや考えたことを自分なりに表現することを通して，豊かな感性や表現する力を養い，創造性を豊かにする。
　(ア) ねらい
① 身体の諸感覚の経験を豊かにし，様々な感覚を味わう。
② 感じたことや考えたことなどを自分なりに表現しようとする。
③ 生活や遊びの様々な体験を通して，イメージや感性が豊かになる。
　(イ) 内容
① 水，砂，土，紙，粘土など様々な素材に触れて楽しむ。
② 音楽，リズムやそれに合わせた体の動きを楽しむ。
③ 生活の中で様々な音，形，色，手触り，動き，味，香りなどに気付いたり，感じたりして楽しむ。
④ 歌を歌ったり，簡単な手遊びや全身を使う遊びを楽しんだりする。
⑤ 保育士等からの話や，生活や遊びの中での出来事を通して，イメージを豊かにする。
⑥ 生活や遊びの中で，興味のあることや経験したことなどを自分なりに表現する。
　(ウ) 内容の取扱い
　　上記の取扱いに当たっては，次の事項に留意する必要がある。
① 子どもの表現は，遊びや生活の様々な場面で表出されているものであることから，それらを積極的に受け止め，様々な表現の仕方や感性を豊かにする経験となるようにすること。
② 子どもが試行錯誤しながら様々な表現を楽しむことや，自分の力でやり遂げる充実感などに気付くよう，温かく見守るとともに，適切に援助を行うようにすること。
③ 様々な感情の表現等を通じて，子どもが自分の感情や気持ちに気付くようになる時期であることに鑑み，受容的な関わりの中で自信をもって表現をすることや，諦めずに続けた後の達成感等を感じられるような経験が蓄積されるようにすること。
④ 身近な自然や身の回りの事物に関わる中で，発見や心が動く経験が得られるよう，諸感覚を働かせることを楽しむ遊びや素材を用意するなど保育の環境を整えること。
(3) 保育の実施に関わる配慮事項
ア　特に感染症にかかりやすい時期であるので，体の状態，機嫌，食欲などの日常の状態の観察を十分に行うとともに，適切な判断に基づく保健的な対応を心がけること。
イ　探索活動が十分できるように，事故防止に努めながら活動しやすい環境を整え，全身を使う遊びなど様々な遊びを取り入れること。
ウ　自我が形成され，子どもが自分の感情や気持ちに気付くようになる重要な時期であることに鑑み，情緒の安定を図りながら，子どもの自発的な活動を尊重するとともに促していくこと。
エ　担当の保育士が替わる場合には，子どものそれまでの経験や発達過程に留意し，職員間で協力して対応すること。
3　3歳以上児の保育に関するねらい及び内容
(1) 基本的事項
ア　この時期においては，運動機能の発達により，基本的な動作が一通りできるようになるとともに，基

本的な生活習慣もほぼ自立できるようになる。理解する語彙数が急激に増加し，知的興味や関心も高まってくる。仲間と遊び，仲間の中の一人という自覚が生じ，集団的な遊びや協同的な活動も見られるようになる。これらの発達の特徴を踏まえて，この時期の保育においては，個の成長と集団としての活動の充実が図られるようにしなければならない。
　イ　本項においては，この時期の発達の特徴を踏まえ，保育の「ねらい」及び「内容」について，心身の健康に関する領域「健康」，人との関わりに関する領域「人間関係」，身近な環境との関わりに関する領域「環境」，言葉の獲得に関する領域「言葉」及び感性と表現に関する領域「表現」としてまとめ，示している。
　ウ　本項の各領域において示す保育の内容は，第1章の2に示された養護における「生命の保持」及び「情緒の安定」に関わる保育の内容と，一体となって展開されるものであることに留意が必要である。
(2) ねらい及び内容
　ア　健康
　　健康な心と体を育て，自ら健康で安全な生活をつくり出す力を養う。
　　(ア) ねらい
　　　① 明るく伸び伸びと行動し，充実感を味わう。
　　　② 自分の体を十分に動かし，進んで運動しようとする。
　　　③ 健康，安全な生活に必要な習慣や態度を身に付け，見通しをもって行動する。
　　(イ) 内容
　　　① 保育士等や友達と触れ合い，安定感をもって行動する。
　　　② いろいろな遊びの中で十分に体を動かす。
　　　③ 進んで戸外で遊ぶ。
　　　④ 様々な活動に親しみ，楽しんで取り組む。
　　　⑤ 保育士等や友達と食べることを楽しみ，食べ物への興味や関心をもつ。
　　　⑥ 健康な生活のリズムを身に付ける。
　　　⑦ 身の回りを清潔にし，衣服の着脱，食事，排泄などの生活に必要な活動を自分でする。
　　　⑧ 保育所における生活の仕方を知り，自分たちで生活の場を整えながら見通しをもって行動する。
　　　⑨ 自分の健康に関心をもち，病気の予防などに必要な活動を進んで行う。
　　　⑩ 危険な場所，危険な遊び方，災害時などの行動の仕方が分かり，安全に気を付けて行動する。

　　(ウ) 内容の取扱い
　　　上記の取扱いに当たっては，次の事項に留意する必要がある。
　　　① 心と体の健康は，相互に密接な関連があるものであることを踏まえ，子どもが保育士等や他の子どもとの温かい触れ合いの中で自己の存在感や充実感を味わうことなどを基盤として，しなやかな心と体の発達を促すこと。特に，十分に体を動かす気持ちよさを体験し，自ら体を動かそうとする意欲が育つようにすること。
　　　② 様々な遊びの中で，子どもが興味や関心，能力に応じて全身を使って活動することにより，体を動かす楽しさを味わい，自分の体を大切にしようとする気持ちが育つようにすること。その際，多様な動きを経験する中で，体の動きを調整するようにすること。
　　　③ 自然の中で伸び伸びと体を動かして遊ぶことにより，体の諸機能の発達が促されることに留意し，子どもの興味や関心が戸外にも向くようにすること。その際，子どもの動線に配慮した園庭や遊具の配置などを工夫すること。
　　　④ 健康な心と体を育てるためには食育を通じた望ましい食習慣の形成が大切であることを踏まえ，子どもの食生活の実情に配慮し，和やかな雰囲気の中で保育士等や他の子どもと食べる喜びや楽しさを味わったり，様々な食べ物への興味や関心をもったりするなど，食の大切さに気付き，進んで食べようとする気持ちが育つようにすること。
　　　⑤ 基本的な生活習慣の形成に当たっては，家庭での生活経験に配慮し，子どもの自立心を育て，子どもが他の子どもと関わりながら主体的な活動を展開する中で，生活に必要な習慣を身に付け，次第に見通しをもって行動できるようにすること。
　　　⑥ 安全に関する指導に当たっては，情緒の安定を図り，遊びを通して安全についての構えを身に付け，危険な場所や事物などが分かり，安全についての理解を深めるようにすること。また，交通安全の習慣を身に付けるようにするとともに，避難訓練などを通して，災害などの緊急時に適切な行動がとれるようにすること。
　イ　人間関係
　　他の人々と親しみ，支え合って生活するために，自立心を育て，人と関わる力を養う。
　　(ア) ねらい
　　　① 保育所の生活を楽しみ，自分の力で行動する

ことの充実感を味わう。
② 身近な人と親しみ，関わりを深め，工夫したり，協力したりして一緒に活動する楽しさを味わい，愛情や信頼感をもつ。
③ 社会生活における望ましい習慣や態度を身に付ける。
(イ) 内容
① 保育士等や友達と共に過ごすことの喜びを味わう。
② 自分で考え，自分で行動する。
③ 自分でできることは自分でする。
④ いろいろな遊びを楽しみながら物事をやり遂げようとする気持ちをもつ。
⑤ 友達と積極的に関わりながら喜びや悲しみを共感し合う。
⑥ 自分の思ったことを相手に伝え，相手の思っていることに気付く。
⑦ 友達のよさに気付き，一緒に活動する楽しさを味わう。
⑧ 友達と楽しく活動する中で，共通の目的を見いだし，工夫したり，協力したりなどする。
⑨ よいことや悪いことがあることに気付き，考えながら行動する。
⑩ 友達との関わりを深め，思いやりをもつ。
⑪ 友達と楽しく生活する中できまりの大切さに気付き，守ろうとする。
⑫ 共同の遊具や用具を大切にし，皆で使う。
⑬ 高齢者をはじめ地域の人々などの自分の生活に関係の深いいろいろな人に親しみをもつ。
(ウ) 内容の取扱い
上記の取扱いに当たっては，次の事項に留意する必要がある。
① 保育士等との信頼関係に支えられて自分自身の生活を確立していくことが人と関わる基盤となることを考慮し，子どもが自ら周囲に働き掛けることにより多様な感情を体験し，試行錯誤しながら諦めずにやり遂げることの達成感や，前向きな見通しをもって自分の力で行うことの充実感を味わうことができるよう，子どもの行動を見守りながら適切な援助を行うようにすること。
② 一人一人を生かした集団を形成しながら人と関わる力を育てていくようにすること。その際，集団の生活の中で，子どもが自己を発揮し，保育士等や他の子どもに認められる体験をし，自分のよさや特徴に気付き，自信をもって行動できるようにすること。

③ 子どもが互いに関わりを深め，協同して遊ぶようになるため，自ら行動する力を育てるとともに，他の子どもと試行錯誤しながら活動を展開する楽しさや共通の目的が実現する喜びを味わうことができるようにすること。
④ 道徳性の芽生えを培うに当たっては，基本的な生活習慣の形成を図るとともに，子どもが他の子どもとの関わりの中で他人の存在に気付き，相手を尊重する気持ちをもって行動できるようにし，また，自然や身近な動植物に親しむことなどを通して豊かな心情が育つようにすること。特に，人に対する信頼感や思いやりの気持ちは，葛藤やつまずきをも体験し，それらを乗り越えることにより次第に芽生えてくることに配慮すること。
⑤ 集団の生活を通して，子どもが人との関わりを深め，規範意識の芽生えが培われることを考慮し，子どもが保育士等との信頼関係に支えられて自己を発揮する中で，互いに思いを主張し，折り合いを付ける体験をし，きまりの必要性などに気付き，自分の気持ちを調整する力が育つようにすること。
⑥ 高齢者をはじめ地域の人々などの自分の生活に関係の深いいろいろな人と触れ合い，自分の感情や意志を表現しながら共に楽しみ，共感し合う体験を通して，これらの人々などに親しみをもち，人と関わることの楽しさや人の役に立つ喜びを味わうことができるようにすること。また，生活を通して親や祖父母などの家族の愛情に気付き，家族を大切にしようとする気持ちが育つようにすること。
ウ 環境
周囲の様々な環境に好奇心や探究心をもって関わり，それらを生活に取り入れていこうとする力を養う。
(ア) ねらい
① 身近な環境に親しみ，自然と触れ合う中で様々な事象に興味や関心をもつ。
② 身近な環境に自分から関わり，発見を楽しんだり，考えたりし，それを生活に取り入れようとする。
③ 身近な事象を見たり，考えたり，扱ったりする中で，物の性質や数量，文字などに対する感覚を豊かにする。
(イ) 内容
① 自然に触れて生活し，その大きさ，美しさ，不思議さなどに気付く。

② 生活の中で，様々な物に触れ，その性質や仕組みに興味や関心をもつ。
③ 季節により自然や人間の生活に変化のあることに気付く。
④ 自然などの身近な事象に関心をもち，取り入れて遊ぶ。
⑤ 身近な動植物に親しみをもって接し，生命の尊さに気付き，いたわったり，大切にしたりする。
⑥ 日常生活の中で，我が国や地域社会における様々な文化や伝統に親しむ。
⑦ 身近な物を大切にする。
⑧ 身近な物や遊具に興味をもって関わり，自分なりに比べたり，関連付けたりしながら考えたり，試したりして工夫して遊ぶ。
⑨ 日常生活の中で数量や図形などに関心をもつ。
⑩ 日常生活の中で簡単な標識や文字などに関心をもつ。
⑪ 生活に関係の深い情報や施設などに興味や関心をもつ。
⑫ 保育所内外の行事において国旗に親しむ。

(ウ) 内容の取扱い
　上記の取扱いに当たっては，次の事項に留意する必要がある。
① 子どもが，遊びの中で周囲の環境と関わり，次第に周囲の世界に好奇心を抱き，その意味や操作の仕方に関心をもち，物事の法則性に気付き，自分なりに考えることができるようになる過程を大切にすること。また，他の子どもの考えなどに触れて新しい考えを生み出す喜びや楽しさを味わい，自分の考えをよりよいものにしようとする気持ちが育つようにすること。
② 幼児期において自然のもつ意味は大きく，自然の大きさ，美しさ，不思議さなどに直接触れる体験を通して，子どもの心が安らぎ，豊かな感情，好奇心，思考力，表現力の基礎が培われることを踏まえ，子どもが自然との関わりを深めることができるよう工夫すること。
③ 身近な事象や動植物に対する感動を伝え合い，共感し合うことなどを通して自分から関わろうとする意欲を育てるとともに，様々な関わり方を通してそれらに対する親しみや畏敬の念，生命を大切にする気持ち，公共心，探究心などが養われるようにすること。
④ 文化や伝統に親しむ際には，正月や節句など我が国の伝統的な行事，国歌，唱歌，わらべう

たや我が国の伝統的な遊びに親しんだり，異なる文化に触れる活動に親しんだりすることを通じて，社会とのつながりの意識や国際理解の意識の芽生えなどが養われるようにすること。
⑤ 数量や文字などに関しては，日常生活の中で子ども自身の必要感に基づく体験を大切にし，数量や文字などに関する興味や関心，感覚が養われるようにすること。

エ　言葉
　経験したことや考えたことなどを自分なりの言葉で表現し，相手の話す言葉を聞こうとする意欲や態度を育て，言葉に対する感覚や言葉で表現する力を養う。

(ア) ねらい
① 自分の気持ちを言葉で表現する楽しさを味わう。
② 人の言葉や話などをよく聞き，自分の経験したことや考えたことを話し，伝え合う喜びを味わう。
③ 日常生活に必要な言葉が分かるようになるとともに，絵本や物語などに親しみ，言葉に対する感覚を豊かにし，保育士等や友達と心を通わせる。

(イ) 内容
① 保育士等や友達の言葉や話に興味や関心をもち，親しみをもって聞いたり，話したりする。
② したり，見たり，聞いたり，感じたり，考えたりなどしたことを自分なりに言葉で表現する。
③ したいこと，してほしいことを言葉で表現したり，分からないことを尋ねたりする。
④ 人の話を注意して聞き，相手に分かるように話す。
⑤ 生活の中で必要な言葉が分かり，使う。
⑥ 親しみをもって日常の挨拶をする。
⑦ 生活の中で言葉の楽しさや美しさに気付く。
⑧ いろいろな体験を通じてイメージや言葉を豊かにする。
⑨ 絵本や物語などに親しみ，興味をもって聞き，想像をする楽しさを味わう。
⑩ 日常生活の中で，文字などで伝える楽しさを味わう。

(ウ) 内容の取扱い
　上記の取扱いに当たっては，次の事項に留意する必要がある。
① 言葉は，身近な人に親しみをもって接し，自分の感情や意志などを伝え，それに相手が応答

し，その言葉を聞くことを通して次第に獲得されていくものであることを考慮して，子どもが保育士等や他の子どもと関わることにより心を動かされるような体験をし，言葉を交わす喜びを味わえるようにすること。
② 子どもが自分の思いを言葉で伝えるとともに，保育士等や他の子どもなどの話を興味をもって注意して聞くことを通して次第に話を理解するようになっていき，言葉による伝え合いができるようにすること。
③ 絵本や物語などで，その内容と自分の経験とを結び付けたり，想像を巡らせたりするなど，楽しみを十分に味わうことによって，次第に豊かなイメージをもち，言葉に対する感覚が養われるようにすること。
④ 子どもが生活の中で，言葉の響きやリズム，新しい言葉や表現などに触れ，これらを使う楽しさを味わえるようにすること。その際，絵本や物語に親しんだり，言葉遊びなどをしたりすることを通して，言葉が豊かになるようにすること。
⑤ 子どもが日常生活の中で，文字などを使いながら思ったことや考えたことを伝える喜びや楽しさを味わい，文字に対する興味や関心をもつようにすること。

オ 表現
　感じたことや考えたことを自分なりに表現することを通して，豊かな感性や表現する力を養い，創造性を豊かにする。
　(ア) ねらい
　　① いろいろなものの美しさなどに対する豊かな感性をもつ。
　　② 感じたことや考えたことを自分なりに表現して楽しむ。
　　③ 生活の中でイメージを豊かにし，様々な表現を楽しむ。
　(イ) 内容
　　① 生活の中で様々な音，形，色，手触り，動きなどに気付いたり，感じたりするなどして楽しむ。
　　② 生活の中で美しいものや心を動かす出来事に触れ，イメージを豊かにする。
　　③ 様々な出来事の中で，感動したことを伝え合う楽しさを味わう。
　　④ 感じたこと，考えたことなどを音や動きなどで表現したり，自由にかいたり，つくったりなどする。

　　⑤ いろいろな素材に親しみ，工夫して遊ぶ。
　　⑥ 音楽に親しみ，歌を歌ったり，簡単なリズム楽器を使ったりなどする楽しさを味わう。
　　⑦ かいたり，つくったりすることを楽しみ，遊びに使ったり，飾ったりなどする。
　　⑧ 自分のイメージを動きや言葉などで表現したり，演じて遊んだりするなどの楽しさを味わう。
　(ウ) 内容の取扱い
　　上記の取扱いに当たっては，次の事項に留意する必要がある。
　　① 豊かな感性は，身近な環境と十分に関わる中で美しいもの，優れたもの，心を動かす出来事などに出会い，そこから得た感動を他の子どもや保育士等と共有し，様々に表現することなどを通して養われるようにすること。その際，風の音や雨の音，身近にある草や花の形や色など自然の中にある音，形，色などに気付くようにすること。
　　② 子どもの自己表現は素朴な形で行われることが多いので，保育士等はそのような表現を受容し，子ども自身の表現しようとする意欲を受け止めて，子どもが生活の中で子どもらしい様々な表現を楽しむことができるようにすること。
　　③ 生活経験や発達に応じ，自ら様々な表現を楽しみ，表現する意欲を十分に発揮させることができるように，遊具や用具などを整えたり，様々な素材や表現の仕方に親しんだり，他の子どもの表現に触れられるよう配慮したりし，表現する過程を大切にして自己表現を楽しめるように工夫すること。

(3) 保育の実施に関わる配慮事項
ア 第1章の4の(2)に示す「幼児期の終わりまでに育ってほしい姿」が，ねらい及び内容に基づく活動全体を通して資質・能力が育まれている子どもの小学校就学時の具体的な姿であることを踏まえ，指導を行う際には適宜考慮すること。
イ 子どもの発達や成長の援助をねらいとした活動の時間については，意識的に保育の計画等において位置付けて，実施することが重要であること。なお，そのような活動の時間については，保護者の就労状況等に応じて子どもが保育所で過ごす時間がそれぞれ異なることに留意して設定すること。
ウ 特に必要な場合には，各領域に示すねらいの趣旨に基づいて，具体的な内容を工夫し，それを加えても差し支えないが，その場合には，それが第1章の1に示す保育所保育に関する基本原則を逸脱しない

4 保育の実施に関して留意すべき事項
 (1) 保育全般に関わる配慮事項
  ア 子どもの心身の発達及び活動の実態などの個人差を踏まえるとともに、一人一人の子どもの気持ちを受け止め、援助すること。
  イ 子どもの健康は、生理的・身体的な育ちとともに、自主性や社会性、豊かな感性の育ちとがあいまってもたらされることに留意すること。
  ウ 子どもが自ら周囲に働きかけ、試行錯誤しつつ自分の力で行う活動を見守りながら、適切に援助すること。
  エ 子どもの入所時の保育に当たっては、できるだけ個別的に対応し、子どもが安定感を得て、次第に保育所の生活になじんでいくようにするとともに、既に入所している子どもに不安や動揺を与えないようにすること。
  オ 子どもの国籍や文化の違いを認め、互いに尊重する心を育てるようにすること。
  カ 子どもの性差や個人差にも留意しつつ、性別などによる固定的な意識を植え付けることがないようにすること。
 (2) 小学校との連携
  ア 保育所においては、保育所保育が、小学校以降の生活や学習の基盤の育成につながることに配慮し、幼児期にふさわしい生活を通じて、創造的な思考や主体的な生活態度などの基礎を培うようにすること。
  イ 保育所保育において育まれた資質・能力を踏まえ、小学校教育が円滑に行われるよう、小学校教師との意見交換や合同の研究の機会などを設け、第1章の4の(2)に示す「幼児期の終わりまでに育って欲しい姿」を共有するなど連携を図り、保育所保育と小学校教育との円滑な接続を図るよう努めること。
  ウ 子どもに関する情報共有に関して、保育所に入所している子どもの就学に際し、市町村の支援の下に、子どもの育ちを支えるための資料が保育所から小学校へ送付されるようにすること。
 (3) 家庭及び地域社会との連携
  子どもの生活の連続性を踏まえ、家庭及び地域社会と連携して保育が展開されるよう配慮すること。その際、家庭や地域の機関及び団体の協力を得て、地域の自然、高齢者や異年齢の子ども等を含む人材、行事、施設等の地域の資源を積極的に活用し、豊かな生活体験をはじめ保育内容の充実が図られるよう配慮すること。

第3章 健康及び安全

保育所保育において、子どもの健康及び安全の確保は、子どもの生命の保持と健やかな生活の基本であり、一人一人の子どもの健康の保持及び増進並びに安全の確保とともに、保育所全体における健康及び安全の確保に努めることが重要となる。

また、子どもが、自らの体や健康に関心をもち、心身の機能を高めていくことが大切である。

このため、第1章及び第2章等の関連する事項に留意し、次に示す事項を踏まえ、保育を行うこととする。

1 子どもの健康支援
 (1) 子どもの健康状態並びに発育及び発達状態の把握
  ア 子どもの心身の状態に応じて保育するために、子どもの健康状態並びに発育及び発達状態について、定期的・継続的に、また、必要に応じて随時、把握すること。
  イ 保護者からの情報とともに、登所時及び保育中を通じて子どもの状態を観察し、何らかの疾病が疑われる状態や傷害が認められた場合には、保護者に連絡するとともに、嘱託医と相談するなど適切な対応を図ること。看護師等が配置されている場合には、その専門性を生かした対応を図ること。
  ウ 子どもの心身の状態等を観察し、不適切な養育の兆候が見られる場合には、市町村や関係機関と連携し、児童福祉法第25条に基づき、適切な対応を図ること。また、虐待が疑われる場合には、速やかに市町村又は児童相談所に通告し、適切な対応を図ること。
 (2) 健康増進
  ア 子どもの健康に関する保健計画を全体的な計画に基づいて作成し、全職員がそのねらいや内容を踏まえ、一人一人の子どもの健康の保持及び増進に努めていくこと。
  イ 子どもの心身の健康状態や疾病等の把握のために、嘱託医等により定期的に健康診断を行い、その結果を記録し、保育に活用するとともに、保護者が子どもの状態を理解し、日常生活に活用できるようにすること。
 (3) 疾病等への対応
  ア 保育中に体調不良や傷害が発生した場合には、その子どもの状態等に応じて、保護者に連絡するとともに、適宜、嘱託医や子どものかかりつけ医等と相談し、適切な処置を行うこと。看護師等が配置されている場合には、その専門性を生かした対応を図ること。

イ　感染症やその他の疾病の発生予防に努め，その発生や疑いがある場合には，必要に応じて嘱託医，市町村，保健所等に連絡し，その指示に従うとともに，保護者や全職員に連絡し，予防等について協力を求めること。また，感染症に関する保育所の対応方法等について，あらかじめ関係機関の協力を得ておくこと。看護師等が配置されている場合には，その専門性を生かした対応を図ること。
　ウ　アレルギー疾患を有する子どもの保育については，保護者と連携し，医師の診断及び指示に基づき，適切な対応を行うこと。また，食物アレルギーに関して，関係機関と連携して，当該保育所の体制構築など，安全な環境の整備を行うこと。看護師や栄養士等が配置されている場合には，その専門性を生かした対応を図ること。
　エ　子どもの疾病等の事態に備え，医務室等の環境を整え，救急用の薬品，材料等を適切な管理の下に常備し，全職員が対応できるようにしておくこと。
2　食育の推進
　(1) 保育所の特性を生かした食育
　ア　保育所における食育は，健康な生活の基本としての「食を営む力」の育成に向け，その基礎を培うことを目標とすること。
　イ　子どもが生活と遊びの中で，意欲をもって食に関わる体験を積み重ね，食べることを楽しみ，食事を楽しみ合う子どもに成長していくことを期待するものであること。
　ウ　乳幼児期にふさわしい食生活が展開され，適切な援助が行われるよう，食事の提供を含む食育計画を全体的な計画に基づいて作成し，その評価及び改善に努めること。栄養士が配置されている場合は，専門性を生かした対応を図ること。
　(2) 食育の環境の整備等
　ア　子どもが自らの感覚や体験を通して，自然の恵みとしての食材や食の循環・環境への意識，調理する人への感謝の気持ちが育つように，子どもと調理員等との関わりや，調理室など食に関わる保育環境に配慮すること。
　イ　保護者や地域の多様な関係者との連携及び協働の下で，食に関する取組が進められること。また，市町村の支援の下に，地域の関係機関等との日常的な連携を図り，必要な協力が得られるよう努めること。
　ウ　体調不良，食物アレルギー，障害のある子どもなど，一人一人の子どもの心身の状態等に応じ，嘱託医，かかりつけ医等の指示や協力の下に適切に対応すること。栄養士が配置されている場合は，専門性を生かした対応を図ること。
3　環境及び衛生管理並びに安全管理
　(1) 環境及び衛生管理
　ア　施設の温度，湿度，換気，採光，音などの環境を常に適切な状態に保持するとともに，施設内外の設備及び用具等の衛生管理に努めること。
　イ　施設内外の適切な環境の維持に努めるとともに，子ども及び全職員が清潔を保つようにすること。また，職員は衛生知識の向上に努めること。
　(2) 事故防止及び安全対策
　ア　保育中の事故防止のために，子どもの心身の状態等を踏まえつつ，施設内外の安全点検に努め，安全対策のために全職員の共通理解や体制づくりを図るとともに，家庭や地域の関係機関の協力の下に安全指導を行うこと。
　イ　事故防止の取組を行う際には，特に，睡眠中，プール活動・水遊び中，食事中等の場面では重大事故が発生しやすいことを踏まえ，子どもの主体的な活動を大切にしつつ，施設内外の環境の配慮や指導の工夫を行うなど，必要な対策を講じること。
　ウ　保育中の事故の発生に備え，施設内外の危険箇所の点検や訓練を実施するとともに，外部からの不審者等の侵入防止のための措置や訓練など不測の事態に備えて必要な対応を行うこと。また，子どもの精神保健面における対応に留意すること。
4　災害への備え
　(1) 施設・設備等の安全確保
　ア　防火設備，避難経路等の安全性が確保されるよう，定期的にこれらの安全点検を行うこと。
　イ　備品，遊具等の配置，保管を適切に行い，日頃から，安全環境の整備に努めること。
　(2) 災害発生時の対応体制及び避難への備え
　ア　火災や地震などの災害の発生に備え，緊急時の対応の具体的内容及び手順，職員の役割分担，避難訓練計画等に関するマニュアルを作成すること。
　イ　定期的に避難訓練を実施するなど，必要な対応を図ること。
　ウ　災害の発生時に，保護者等への連絡及び子どもの引渡しを円滑に行うため，日頃から保護者との密接な連携に努め，連絡体制や引渡し方法等について確認をしておくこと。
　(3) 地域の関係機関等との連携
　ア　市町村の支援の下に，地域の関係機関との日常的な連携を図り，必要な協力が得られるよう努めること。
　イ　避難訓練については，地域の関係機関や保護者との連携の下に行うなど工夫すること。

第4章 子育て支援

　保育所における保護者に対する子育て支援は，全ての子どもの健やかな育ちを実現することができるよう，第1章及び第2章等の関連する事項を踏まえ，子どもの育ちを家庭と連携して支援していくとともに，保護者及び地域が有する子育てを自ら実践する力の向上に資するよう，次の事項に留意するものとする。

1　保育所における子育て支援に関する基本的事項
　(1) 保育所の特性を生かした子育て支援
　　ア　保護者に対する子育て支援を行う際には，各地域や家庭の実態等を踏まえるとともに，保護者の気持ちを受け止め，相互の信頼関係を基本に，保護者の自己決定を尊重すること。
　　イ　保育及び子育てに関する知識や技術など，保育士等の専門性や，子どもが常に存在する環境など，保育所の特性を生かし，保護者が子どもの成長に気付き子育ての喜びを感じられるように努めること。
　(2) 子育て支援に関して留意すべき事項
　　ア　保護者に対する子育て支援における地域の関係機関等との連携及び協働を図り，保育所全体の体制構築に努めること。
　　イ　子どもの利益に反しない限りにおいて，保護者や子どものプライバシーを保護し，知り得た事柄の秘密を保持すること。

2　保育所を利用している保護者に対する子育て支援
　(1) 保護者との相互理解
　　ア　日常の保育に関連した様々な機会を活用し子どもの日々の様子の伝達や収集，保育所保育の意図の説明などを通じて，保護者との相互理解を図るよう努めること。
　　イ　保育の活動に対する保護者の積極的な参加は，保護者の子育てを自ら実践する力の向上に寄与することから，これを促すこと。
　(2) 保護者の状況に配慮した個別の支援
　　ア　保護者の就労と子育ての両立等を支援するため，保護者の多様化した保育の需要に応じ，病児保育事業など多様な事業を実施する場合には，保護者の状況に配慮するとともに，子どもの福祉が尊重されるよう努め，子どもの生活の連続性を考慮すること。
　　イ　子どもに障害や発達上の課題が見られる場合には，市町村や関係機関と連携及び協力を図りつつ，保護者に対する個別の支援を行うよう努めること。
　　ウ　外国籍家庭など，特別な配慮を必要とする家庭の場合には，状況等に応じて個別の支援を行うよう努めること。

　(3) 不適切な養育等が疑われる家庭への支援
　　ア　保護者に育児不安等が見られる場合には，保護者の希望に応じて個別の支援を行うよう努めること。
　　イ　保護者に不適切な養育等が疑われる場合には，市町村や関係機関と連携し，要保護児童対策地域協議会で検討するなど適切な対応を図ること。また，虐待が疑われる場合には，速やかに市町村又は児童相談所に通告し，適切な対応を図ること。

3　地域の保護者等に対する子育て支援
　(1) 地域に開かれた子育て支援
　　ア　保育所は，児童福祉法第48条の4の規定に基づき，その行う保育に支障がない限りにおいて，地域の実情や当該保育所の体制等を踏まえ，地域の保護者等に対して，保育所保育の専門性を生かした子育て支援を積極的に行うよう努めること。
　　イ　地域の子どもに対する一時預かり事業などの活動を行う際には，一人一人の子どもの心身の状態などを考慮するとともに，日常の保育との関連に配慮するなど，柔軟に活動を展開できるようにすること。
　(2) 地域の関係機関等との連携
　　ア　市町村の支援を得て，地域の関係機関等との積極的な連携及び協働を図るとともに，子育て支援に関する地域の人材と積極的に連携を図るよう努めること。
　　イ　地域の要保護児童への対応など，地域の子どもを巡る諸課題に対し，要保護児童対策地域協議会など関係機関等と連携及び協力して取り組むよう努めること。

第5章　職員の資質向上

　第1章から前章までに示された事項を踏まえ，保育所は，質の高い保育を展開するため，絶えず，一人一人の職員についての資質向上及び職員全体の専門性の向上を図るよう努めなければならない。

1　職員の資質向上に関する基本的事項
　(1) 保育所職員に求められる専門性
　　　子どもの最善の利益を考慮し，人権に配慮した保育を行うためには，職員一人一人の倫理観，人間性並びに保育所職員としての職務及び責任の理解と自覚が基盤となる。
　　　各職員は，自己評価に基づく課題等を踏まえ，保育所内外の研修等を通じて，保育士・看護師・調理員・栄養士等，それぞれの職務内容に応じた専門性を高めるため，必要な知識及び技術の修得，維持及び向上に努めなければならない。
　(2) 保育の質の向上に向けた組織的な取組

保育所においては、保育の内容等に関する自己評価等を通じて把握した、保育の質の向上に向けた課題に組織的に対応するため、保育内容の改善や保育士等の役割分担の見直し等に取り組むとともに、それぞれの職位や職務内容等に応じて、各職員が必要な知識及び技能を身につけられるよう努めなければならない。
2 施設長の責務
 (1) 施設長の責務と専門性の向上
　　施設長は、保育所の役割や社会的責任を遂行するために、法令等を遵守し、保育所を取り巻く社会情勢等を踏まえ、施設長としての専門性等の向上に努め、当該保育所における保育の質及び職員の専門性向上のために必要な環境の確保に努めなければならない。
 (2) 職員の研修機会の確保等
　　施設長は、保育所の全体的な計画や、各職員の研修の必要性等を踏まえて、体系的・計画的な研修機会を確保するとともに、職員の勤務体制の工夫等により、職員が計画的に研修等に参加し、その専門性の向上が図られるよう努めなければならない。
3 職員の研修等
 (1) 職場における研修
　　職員が日々の保育実践を通じて、必要な知識及び技術の修得、維持及び向上を図るとともに、保育の課題等への共通理解や協働性を高め、保育所全体としての保育の質の向上を図っていくためには、日常的に職員同士が主体的に学び合う姿勢と環境が重要であり、職場内での研修の充実が図られなければならない。
 (2) 外部研修の活用
　　各保育所における保育の課題への的確な対応や、保育士等の専門性の向上を図るためには、職場内での研修に加え、関係機関等による研修の活用が有効であることから、必要に応じて、こうした外部研修への参加機会が確保されるよう努めなければならない。
4 研修の実施体制等
 (1) 体系的な研修計画の作成
　　保育所においては、当該保育所における保育の課題や各職員のキャリアパス等も見据えて、初任者から管理職員までの職位や職務内容等を踏まえた体系的な研修計画を作成しなければならない。
 (2) 組織内での研修成果の活用
　　外部研修に参加する職員は、自らの専門性の向上を図るとともに、保育所における保育の課題を理解し、その解決を実践できる力を身に付けることが重要である。また、研修で得た知識及び技能を他の職員と共有することにより、保育所全体としての保育実践の質及び専門性の向上につなげていくことが求められる。
 (3) 研修の実施に関する留意事項
　　施設長等は保育所全体としての保育実践の質及び専門性の向上のために、研修の受講は特定の職員に偏ることなく行われるよう、配慮する必要がある。また、研修を修了した職員については、その職務内容等において、当該研修の成果等が適切に勘案されることが望ましい。

資料　幼保連携型認定こども園教育・保育要領

（平成29年3月31内閣府・文部科学省・厚生労働省告示第1号）
（平成30年4月1日から施行）

第1章　総則

第1　幼保連携型認定こども園における教育及び保育の基本及び目標等
　1　幼保連携型認定こども園における教育及び保育の基本

　　乳幼児期の教育及び保育は，子どもの健全な心身の発達を図りつつ生涯にわたる人格形成の基礎を培う重要なものであり，幼保連携型認定こども園における教育及び保育は，就学前の子どもに関する教育，保育等の総合的な提供の推進に関する法律（平成18年法律第77号。以下「認定こども園法」という。）第2条第7項に規定する目的及び第9条に掲げる目標を達成するため，乳幼児期全体を通して，その特性及び保護者や地域の実態を踏まえ，環境を通して行うものであることを基本とし，家庭や地域での生活を含めた園児の生活全体が豊かなものとなるように努めなければならない。

　　このため保育教諭等は，園児との信頼関係を十分に築き，園児が自ら安心して身近な環境に主体的に関わり，環境との関わり方や意味に気付き，これらを取り込もうとして，試行錯誤したり，考えたりするようになる幼児期の教育における見方・考え方を生かし，その活動が豊かに展開されるよう環境を整え，園児と共によりよい教育及び保育の環境を創造するように努めるものとする。これらを踏まえ，次に示す事項を重視して教育及び保育を行わなければならない。

　（1）乳幼児期は周囲への依存を基盤にしつつ自立に向かうものであることを考慮して，周囲との信頼関係に支えられた生活の中で，園児一人一人が安心感と信頼感をもっていろいろな活動に取り組む体験を十分に積み重ねられるようにすること。
　（2）乳幼児期においては生命の保持が図られ安定した情緒の下で自己を十分に発揮することにより発達に必要な体験を得ていくものであることを考慮して，園児の主体的な活動を促し，乳幼児期にふさわしい生活が展開されるようにすること。
　（3）乳幼児期における自発的な活動としての遊びは，心身の調和のとれた発達の基礎を培う重要な学習であることを考慮して，遊びを通しての指導を中心として第2章に示すねらいが総合的に達成されるようにすること。
　（4）乳幼児期における発達は，心身の諸側面が相互に関連し合い，多様な経過をたどって成し遂げられていくものであること，また，園児の生活経験がそれぞれ異なることなどを考慮して，園児一人一人の特性や発達の過程に応じ，発達の課題に即した指導を行うようにすること。

　　その際，保育教諭等は，園児の主体的な活動が確保されるよう，園児一人一人の行動の理解と予想に基づき，計画的に環境を構成しなければならない。この場合において，保育教諭等は，園児と人やものとの関わりが重要であることを踏まえ，教材を工夫し，物的・空間的環境を構成しなければならない。また，園児一人一人の活動の場面に応じて，様々な役割を果たし，その活動を豊かにしなければならない。

　　なお，幼保連携型認定こども園における教育及び保育は，園児が入園してから修了するまでの在園期間全体を通して行われるものであり，この章の第3に示す幼保連携型認定こども園として特に配慮すべき事項を十分に踏まえて行うものとする。

　2　幼保連携型認定こども園における教育及び保育の目標

　　幼保連携型認定こども園は，家庭との連携を図りながら，この章の第1の1に示す幼保連携型認定こども園における教育及び保育の基本に基づいて一体的に展開される幼保連携型認定こども園における生活を通して，生きる力の基礎を育成するよう認定こども園法第9条に規定する幼保連携型認定こども園の教育及び保育の目標の達成に努めなければならない。幼保連携型認定こども園は，このことにより，義務教育及びその後の教育の基礎を培うとともに，子どもの最善の利益を考慮しつつ，その生活を保障し，保護者と共に園児を心身ともに健やかに育成するものとする。

　　なお，認定こども園法第9条に規定する幼保連携型認定こども園の教育及び保育の目標については，発達や学びの連続性及び生活の連続性の観点から，小学校就学の始期に達するまでの時期を通じ，その達成に向けて努力すべき目当てとなるものであることから，満3歳未満の園児の保育にも当てはまることに留意するものとする。

　3　幼保連携型認定こども園の教育及び保育において育みたい資質・能力及び「幼児期の終わりまでに育ってほしい姿」
　（1）幼保連携型認定こども園においては，生きる力の基礎を育むため，この章の1に示す幼保連携型認定こども園の教育及び保育の基本を踏まえ，次に掲げる資質・能力を一体的に育むよう努めるものとす

る。
ア 豊かな体験を通じて,感じたり,気付いたり,分かったり,できるようになったりする「知識及び技能の基礎」
イ 気付いたことや,できるようになったことなどを使い,考えたり,試したり,工夫したり,表現したりする「思考力,判断力,表現力等の基礎」
ウ 心情,意欲,態度が育つ中で,よりよい生活を営もうとする「学びに向かう力,人間性等」
(2) (1)に示す資質・能力は,第2章に示すねらい及び内容に基づく活動全体によって育むものである。
(3) 次に示す「幼児期の終わりまでに育ってほしい姿」は,第2章に示すねらい及び内容に基づく活動全体を通して資質・能力が育まれている園児の幼保連携型認定こども園修了時の具体的な姿であり,保育教諭等が指導を行う際に考慮するものである。
ア 健康な心と体
　幼保連携型認定こども園における生活の中で,充実感をもって自分のやりたいことに向かって心と体を十分に働かせ,見通しをもって行動し,自ら健康で安全な生活をつくり出すようになる。
イ 自立心
　身近な環境に主体的に関わり様々な活動を楽しむ中で,しなければならないことを自覚し,自分の力で行うために考えたり,工夫したりしながら,諦めずにやり遂げることで達成感を味わい,自信をもって行動するようになる。
ウ 協同性
　友達と関わる中で,互いの思いや考えなどを共有し,共通の目的の実現に向けて,考えたり,工夫したり,協力したりし,充実感をもってやり遂げるようになる。
エ 道徳性・規範意識の芽生え
　友達と様々な体験を重ねる中で,してよいことや悪いことが分かり,自分の行動を振り返ったり,友達の気持ちに共感したりし,相手の立場に立って行動するようになる。また,きまりを守る必要性が分かり,自分の気持ちを調整し,友達と折り合いを付けながら,きまりをつくったり,守ったりするようになる。
オ 社会生活との関わり
　家族を大切にしようとする気持ちをもつとともに,地域の身近な人と触れ合う中で,人との様々な関わり方に気付き,相手の気持ちを考えて関わり,自分が役に立つ喜びを感じ,地域に親しみをもつようになる。また,幼保連携型認定こども園内外の様々な環境に関わる中で,遊びや生活に必要な情報を取り入れ,情報に基づき判断したり,情報を伝え合ったり,活用したりするなど,情報を役立てながら活動するようになるとともに,公共の施設を大切に利用するなどして,社会とのつながりなどを意識するようになる。
カ 思考力の芽生え
　身近な事象に積極的に関わる中で,物の性質や仕組みなどを感じ取ったり,気付いたりし,考えたり,予想したり,工夫したりするなど,多様な関わりを楽しむようになる。また,友達の様々な考えに触れる中で,自分と異なる考えがあることに気付き,自ら判断したり,考え直したりするなど,新しい考えを生み出す喜びを味わいながら,自分の考えをよりよいものにするようになる。
キ 自然との関わり・生命尊重
　自然に触れて感動する体験を通して,自然の変化などを感じ取り,好奇心や探究心をもって考え言葉などで表現しながら,身近な事象への関心が高まるとともに,自然への愛情や畏敬の念をもつようになる。また,身近な動植物に心を動かされる中で,生命の不思議さや尊さに気付き,身近な動植物への接し方を考え,命あるものとしていたわり,大切にする気持ちをもって関わるようになる。
ク 数量や図形,標識や文字などへの関心・感覚
　遊びや生活の中で,数量や図形,標識や文字などに親しむ体験を重ねたり,標識や文字の役割に気付いたりし,自らの必要感に基づきこれらを活用し,興味や関心,感覚をもつようになる。
ケ 言葉による伝え合い
　保育教諭等や友達と心を通わせる中で,絵本や物語などに親しみながら,豊かな言葉や表現を身に付け,経験したことや考えたことなどを言葉で伝えたり,相手の話を注意して聞いたりし,言葉による伝え合いを楽しむようになる。
コ 豊かな感性と表現
　心を動かす出来事などに触れ感性を働かせる中で,様々な素材の特徴や表現の仕方などに気付き,感じたことや考えたことを自分で表現したり,友達同士で表現する過程を楽しんだりし,表現する喜びを味わい,意欲をもつようになる。

第2 教育及び保育の内容並びに子育ての支援等に関する全体的な計画等
1 教育及び保育の内容並びに子育ての支援等に関する全体的な計画の作成等
(1) 教育及び保育の内容並びに子育ての支援等に関す

る全体的な計画の役割

　各幼保連携型認定こども園においては，教育基本法（平成18年法律第120号），児童福祉法（昭和22年法律第164号）及び認定こども園法その他の法令並びにこの幼保連携型認定こども園教育・保育要領の示すところに従い，教育と保育を一体的に提供するため，創意工夫を生かし，園児の心身の発達と幼保連携型認定こども園，家庭及び地域の実態に即応した適切な教育及び保育の内容並びに子育ての支援等に関する全体的な計画を作成するものとする。

　教育及び保育の内容並びに子育ての支援等に関する全体的な計画とは，教育と保育を一体的に捉え，園児の入園から修了までの在園期間の全体にわたり，幼保連携型認定こども園の目標に向かってどのような過程をたどって教育及び保育を進めていくかを明らかにするものであり，子育ての支援と有機的に連携し，園児の園生活全体を捉え，作成する計画である。

　各幼保連携型認定こども園においては，「幼児期の終わりまでに育ってほしい姿」を踏まえ教育及び保育の内容並びに子育ての支援等に関する全体的な計画を作成すること，その実施状況を評価して改善を図っていくこと，また実施に必要な人的又は物的な体制を確保するとともにその改善を図っていくことなどを通して，教育及び保育の内容並びに子育ての支援等に関する全体的な計画に基づき組織的かつ計画的に各幼保連携型認定こども園の教育及び保育活動の質の向上を図っていくこと（以下「カリキュラム・マネジメント」という。）に努めるものとする。

(2) 各幼保連携型認定こども園の教育及び保育の目標と教育及び保育の内容並びに子育ての支援等に関する全体的な計画の作成

　教育及び保育の内容並びに子育ての支援等に関する全体的な計画の作成に当たっては，幼保連携型認定こども園の教育及び保育において育みたい資質・能力を踏まえつつ，各幼保連携型認定こども園の教育及び保育の目標を明確にするとともに，教育及び保育の内容並びに子育ての支援等に関する全体的な計画の作成についての基本的な方針が家庭や地域とも共有されるよう努めるものとする。

(3) 教育及び保育の内容並びに子育ての支援等に関する全体的な計画の作成上の基本的な事項

　ア　幼保連携型認定こども園における生活の全体を通して第2章に示すねらいが総合的に達成されるよう，教育課程に係る教育期間や園児の生活経験や発達の過程などを考慮して具体的なねらいと内容を組織するものとする。この場合においては，特に，自我が芽生え，他者の存在を意識し，自己を抑制しようとする気持ちが生まれるなどの乳幼児期の発達の特性を踏まえ，入園から修了に至るまでの長期的な視野をもって充実した生活が展開できるように配慮するものとする。

　イ　幼保連携型認定こども園の満3歳以上の園児の教育課程に係る教育週数は，特別の事情のある場合を除き，39週を下ってはならない。

　ウ　幼保連携型認定こども園の1日の教育課程に係る教育時間は，4時間を標準とする。ただし，園児の心身の発達の程度や季節などに適切に配慮するものとする。

　エ　幼保連携型認定こども園の保育を必要とする子どもに該当する園児に対する教育及び保育の時間（満3歳以上の保育を必要とする子どもに該当する園児については，この章の第2の1の(3)ウに規定する教育時間を含む。）は，1日につき8時間を原則とし，園長がこれを定める。ただし，その地方における園児の保護者の労働時間その他家庭の状況等を考慮するものとする。

(4) 教育及び保育の内容並びに子育ての支援等に関する全体的な計画の実施上の留意事項

　各幼保連携型認定こども園においては，園長の方針の下に，園務分掌に基づき保育教諭等職員が適切に役割を分担しつつ，相互に連携しながら，教育及び保育の内容並びに子育ての支援等に関する全体的な計画や指導の改善を図るものとする。また，各幼保連携型認定こども園が行う教育及び保育等に係る評価については，教育及び保育の内容並びに子育ての支援等に関する全体的な計画の作成，実施，改善が教育及び保育活動や園運営の中核となることを踏まえ，カリキュラム・マネジメントと関連付けながら実施するよう留意するものとする。

(5) 小学校教育との接続に当たっての留意事項

　ア　幼保連携型認定こども園においては，その教育及び保育が，小学校以降の生活や学習の基盤の育成につながることに配慮し，乳幼児期にふさわしい生活を通して，創造的な思考や主体的な生活態度などの基礎を培うようにするものとする。

　イ　幼保連携型認定こども園の教育及び保育において育まれた資質・能力を踏まえ，小学校教育が円滑に行われるよう，小学校の教師との意見交換や合同の研究の機会などを設け，「幼児期の終わりまでに育ってほしい姿」を共有するなど連携を図り，幼保連携型認定こども園における教育及び保

育と小学校教育との円滑な接続を図るよう努めるものとする。
2 指導計画の作成と園児の理解に基づいた評価
  (1) 指導計画の考え方
    幼保連携型認定こども園における教育及び保育は，園児が自ら意欲をもって環境と関わることによりつくり出される具体的な活動を通して，その目標の達成を図るものである。
    幼保連携型認定こども園においてはこのことを踏まえ，乳幼児期にふさわしい生活が展開され，適切な指導が行われるよう，調和のとれた組織的，発展的な指導計画を作成し，園児の活動に沿った柔軟な指導を行わなければならない。
  (2) 指導計画の作成上の基本的事項
    ア 指導計画は，園児の発達に即して園児一人一人が乳幼児期にふさわしい生活を展開し，必要な体験を得られるようにするために，具体的に作成するものとする。
    イ 指導計画の作成に当たっては，次に示すところにより，具体的なねらい及び内容を明確に設定し，適切な環境を構成することなどにより活動が選択・展開されるようにするものとする。
    (ア) 具体的なねらい及び内容は，幼保連携型認定こども園の生活における園児の発達の過程を見通し，園児の生活の連続性，季節の変化などを考慮して，園児の興味や関心，発達の実情などに応じて設定すること。
    (イ) 環境は，具体的なねらいを達成するために適切なものとなるように構成し，園児が自らその環境に関わることにより様々な活動を展開しつつ必要な体験を得られるようにすること。その際，園児の生活する姿や発想を大切にし，常にその環境が適切なものとなるようにすること。
    (ウ) 園児の行う具体的な活動は，生活の流れの中で様々に変化するものであることに留意し，園児が望ましい方向に向かって自ら活動を展開していくことができるよう必要な援助をすること。
      その際，園児の実態及び園児を取り巻く状況の変化などに即して指導の過程についての評価を適切に行い，常に指導計画の改善を図るものとする。
  (3) 指導計画の作成上の留意事項
    指導計画の作成に当たっては，次の事項に留意するものとする。
    ア 園児の生活は，入園当初の一人一人の遊びや保育教諭等との触れ合いを通して幼保連携型認定こども園の生活に親しみ，安定していく時期から，他の園児との関わりの中で園児の主体的な活動が深まり，園児が互いに必要な存在であることを認識するようになる。その後，園児同士や学級全体で目的をもって協同して幼保連携型認定こども園の生活を展開し，深めていく時期などに至るまでの過程を様々に経ながら広げられていくものである。これらを考慮し，活動がそれぞれの時期にふさわしく展開されるようにすること。
      また，園児の入園当初の教育及び保育に当たっては，既に在園している園児に不安や動揺を与えないようにしつつ，可能な限り個別的に対応し，園児が安定感を得て，次第に幼保連携型認定こども園の生活になじんでいくよう配慮すること。
    イ 長期的に発達を見通した年，学期，月などにわたる長期の指導計画やこれとの関連を保ちながらより具体的な園児の生活に即した週，日などの短期の指導計画を作成し，適切な指導が行われるようにすること。特に，週，日などの短期の指導計画については，園児の生活のリズムに配慮し，園児の意識や興味の連続性のある活動が相互に関連して幼保連携型認定こども園の生活の自然な流れの中に組み込まれるようにすること。
    ウ 園児が様々な人やものとの関わりを通して，多様な体験をし，心身の調和のとれた発達を促すようにしていくこと。その際，園児の発達に即して主体的・対話的で深い学びが実現するようにするとともに，心を動かされる体験が次の活動を生み出すことを考慮し，一つ一つの体験が相互に結び付き，幼保連携型認定こども園の生活が充実するようにすること。
    エ 言語に関する能力の発達と思考力等の発達が関連していることを踏まえ，幼保連携型認定こども園における生活全体を通して，園児の発達を踏まえた言語環境を整え，言語活動の充実を図ること。
    オ 園児が次の活動への期待や意欲をもつことができるよう，園児の実態を踏まえながら，保育教諭等や他の園児と共に遊びや生活の中で見通しをもったり，振り返ったりするよう工夫すること。
    カ 行事の指導に当たっては，幼保連携型認定こども園の生活の自然な流れの中で生活に変化や潤いを与え，園児が主体的に楽しく活動できるようにすること。なお，それぞれの行事については教育及び保育における価値を十分検討し，適切なものを精選し，園児の負担にならないようにすること。
    キ 乳幼児期は直接的な体験が重要であることを踏

まえ，視聴覚教材やコンピュータなど情報機器を活用する際には，幼保連携型認定こども園の生活では得難い体験を補完するなど，園児の体験との関連を考慮すること。
ク 園児の主体的な活動を促すためには，保育教諭等が多様な関わりをもつことが重要であることを踏まえ，保育教諭等は，理解者，共同作業者など様々な役割を果たし，園児の情緒の安定や発達に必要な豊かな体験が得られるよう，活動の場面に応じて，園児の人権や園児一人一人の個人差等に配慮した適切な指導を行うようにすること。
ケ 園児の行う活動は，個人，グループ，学級全体などで多様に展開されるものであることを踏まえ，幼保連携型認定こども園全体の職員による協力体制を作りながら，園児一人一人が興味や欲求を十分に満足させるよう適切な援助を行うようにすること。
コ 園児の生活は，家庭を基盤として地域社会を通じて次第に広がりをもつものであることに留意し，家庭との連携を十分に図るなど，幼保連携型認定こども園における生活が家庭や地域社会と連続性を保ちつつ展開されるようにするものとする。その際，地域の自然，高齢者や異年齢の子どもなどを含む人材，行事や公共施設などの地域の資源を積極的に活用し，園児が豊かな生活体験を得られるように工夫するものとする。また，家庭との連携に当たっては，保護者との情報交換の機会を設けたり，保護者と園児との活動の機会を設けたりなどすることを通じて，保護者の乳幼児期の教育及び保育に関する理解が深まるよう配慮するものとする。
サ 地域や幼保連携型認定こども園の実態等により，幼保連携型認定こども園間に加え，幼稚園，保育所等の保育施設，小学校，中学校，高等学校及び特別支援学校などとの間の連携や交流を図るものとする。特に，小学校教育との円滑な接続のため，幼保連携型認定こども園の園児と小学校の児童との交流の機会を積極的に設けるようにするものとする。また，障害のある園児児童生徒との交流及び共同学習の機会を設け，共に尊重し合いながら協働して生活していく態度を育むよう努めるものとする。

(4) 園児の理解に基づいた評価の実施
園児一人一人の発達の理解に基づいた評価の実施に当たっては，次の事項に配慮するものとする。
ア 指導の過程を振り返りながら園児の理解を進め，園児一人一人のよさや可能性などを把握し，指導の改善に生かすようにすること。その際，他の園児との比較や一定の基準に対する達成度についての評定によって捉えるものではないことに留意すること。
イ 評価の妥当性や信頼性が高められるよう創意工夫を行い，組織的かつ計画的な取組を推進するとともに，次年度又は小学校等にその内容が適切に引き継がれるようにすること。

3 特別な配慮を必要とする園児への指導
(1) 障害のある園児などへの指導
障害のある園児などへの指導に当たっては，集団の中で生活することを通して全体的な発達を促していくことに配慮し，適切な環境の下で，障害のある園児が他の園児との生活を通して共に成長できるよう，特別支援学校などの助言又は援助を活用しつつ，個々の園児の障害の状態などに応じた指導内容や指導方法の工夫を組織的かつ計画的に行うものとする。また，家庭，地域及び医療や福祉，保健等の業務を行う関係機関との連携を図り，長期的な視点で園児への教育及び保育的支援を行うために，個別の教育及び保育支援計画を作成し活用することに努めるとともに，個々の園児の実態を的確に把握し，個別の指導計画を作成し活用することに努めるものとする。

(2) 海外から帰国した園児や生活に必要な日本語の習得に困難のある園児の幼保連携型認定こども園の生活への適応
海外から帰国した園児や生活に必要な日本語の習得に困難のある園児については，安心して自己を発揮できるよう配慮するなど個々の園児の実態に応じ，指導内容や指導方法の工夫を組織的かつ計画的に行うものとする。

第3 幼保連携型認定こども園として特に配慮すべき事項
幼保連携型認定こども園における教育及び保育を行うに当たっては，次の事項について特に配慮しなければならない。
1 当該幼保連携型認定こども園に入園した年齢により集団生活の経験年数が異なる園児がいることに配慮する等，0歳から小学校就学前までの一貫した教育及び保育を園児の発達や学びの連続性を考慮して展開していくこと。特に満3歳以上については入園する園児が多いことや同一学年の園児で編制される学級の中で生活することなどを踏まえ，家庭や他の保育施設等との連携や引継ぎを円滑に行うとともに，環境の工夫をすること。
2 園児の一日の生活の連続性及びリズムの多様性に配

慮するとともに，保護者の生活形態を反映した園児の在園時間の長短，入園時期や登園日数の違いを踏まえ，園児一人一人の状況に応じ，教育及び保育の内容やその展開について工夫をすること。特に入園及び年度当初においては，家庭との連携の下，園児一人一人の生活の仕方やリズムに十分に配慮して一日の自然な生活の流れをつくり出していくようにすること。

3 環境を通して行う教育及び保育の活動の充実を図るため，幼保連携型認定こども園における教育及び保育の環境の構成に当たっては，乳幼児期の特性及び保護者や地域の実態を踏まえ，次の事項に留意すること。

(1) 0歳から小学校就学前までの様々な年齢の園児の発達の特性を踏まえ，満3歳未満の園児については特に健康，安全や発達の確保を十分に図るとともに，満3歳以上の園児については同一学年の園児で編制される学級による集団活動の中で遊びを中心とする園児の主体的な活動を通して発達や学びを促す経験が得られるよう工夫をすること。特に，満3歳以上の園児同士が共に育ち，学び合いながら，豊かな体験を積み重ねることができるよう工夫をすること。

(2) 在園時間が異なる多様な園児がいることを踏まえ，園児の生活が安定するよう，家庭や地域，幼保連携型認定こども園における生活の連続性を確保するとともに，一日の生活のリズムを整えるよう工夫をすること。特に満3歳未満の園児については睡眠時間等の個人差に配慮するとともに，満3歳以上の園児については集中して遊ぶ場と家庭的な雰囲気の中でくつろぐ場との適切な調和等の工夫をすること。

(3) 家庭や地域において異年齢の子どもと関わる機会が減少していることを踏まえ，満3歳以上の園児については，学級による集団活動とともに，満3歳未満の園児を含む異年齢の園児による活動を，園児の発達の状況にも配慮しつつ適切に組み合わせて設定するなどの工夫をすること。

(4) 満3歳以上の園児については，特に長期的な休業中，園児が過ごす家庭や園などの生活の場が異なることを踏まえ，それぞれの多様な生活経験が長期的な休業などの終了後等の園生活に生かされるよう工夫をすること。

4 指導計画を作成する際には，この章に示す指導計画の作成上の留意事項を踏まえるとともに，次の事項にも特に配慮すること。

(1) 園児の発達の個人差，入園した年齢の違いなどによる集団生活の経験年数の差，家庭環境等を踏まえ，園児一人一人の発達の特性や課題に十分留意すること。特に満3歳未満の園児については，大人への依存度が極めて高い等の特性があることから，個別的な対応を図ること。また，園児の集団生活への円滑な接続について，家庭等との連携及び協力を図る等十分留意すること。

(2) 園児の発達の連続性を考慮した教育及び保育を展開する際には，次の事項に留意すること。

ア 満3歳未満の園児については，園児一人一人の生育歴，心身の発達，活動の実態等に即して，個別的な計画を作成すること。

イ 満3歳以上の園児については，個の成長と，園児相互の関係や協同的な活動が促されるよう考慮すること。

ウ 異年齢で構成されるグループ等での指導に当たっては，園児一人一人の生活や経験，発達の過程などを把握し，適切な指導や環境の構成ができるよう考慮すること。

(3) 一日の生活のリズムや在園時間が異なる園児が共に過ごすことを踏まえ，活動と休息，緊張感と解放感等の調和を図るとともに，園児に不安や動揺を与えないようにする等の配慮を行うこと。その際，担当の保育教諭等が替わる場合には，園児の様子等引継ぎを行い，十分な連携を図ること。

(4) 午睡は生活のリズムを構成する重要な要素であり，安心して眠ることのできる安全な午睡環境を確保するとともに，在園時間が異なることや，睡眠時間は園児の発達の状況や個人によって差があることから，一律とならないよう配慮すること。

(5) 長時間にわたる教育及び保育については，園児の発達の過程，生活のリズム及び心身の状態に十分配慮して，保育の内容や方法，職員の協力体制，家庭との連携などを指導計画に位置付けること。

5 生命の保持や情緒の安定を図るなど養護の行き届いた環境の下，幼保連携型認定こども園における教育及び保育を展開すること。

(1) 園児一人一人が，快適にかつ健康で安全に過ごせるようにするとともに，その生理的欲求が十分に満たされ，健康増進が積極的に図られるようにするため，次の事項に留意すること。

ア 園児一人一人の平常の健康状態や発育及び発達の状態を的確に把握し，異常を感じる場合は，速やかに適切に対応すること。

イ 家庭との連携を密にし，学校医等との連携を図りながら，園児の疾病や事故防止に関する認識を深め，保健的で安全な環境の維持及び向上に努めること。

ウ 清潔で安全な環境を整え，適切な援助や応答的

な関わりを通して,園児の生理的欲求を満たしていくこと。また,家庭と協力しながら,園児の発達の過程等に応じた適切な生活のリズムがつくられていくようにすること。
　エ　園児の発達の過程等に応じて,適切な運動と休息をとることができるようにすること。また,食事,排泄,睡眠,衣類の着脱,身の回りを清潔にすることなどについて,園児が意欲的に生活できるよう適切に援助すること。
(2) 園児一人一人が安定感をもって過ごし,自分の気持ちを安心して表すことができるようにするとともに,周囲から主体として受け止められ主体として育ち,自分を肯定する気持ちが育まれていくようにし,くつろいで共に過ごし,心身の疲れが癒やされるようにするため,次の事項に留意すること。
　ア　園児一人一人の置かれている状態や発達の過程などを的確に把握し,園児の欲求を適切に満たしながら,応答的な触れ合いや言葉掛けを行うこと。
　イ　園児一人一人の気持ちを受容し,共感しながら,園児との継続的な信頼関係を築いていくこと。
　ウ　保育教諭等との信頼関係を基盤に,園児一人一人が主体的に活動し,自発性や探索意欲などを高めるとともに,自分への自信をもつことができるよう成長の過程を見守り,適切に働き掛けること。
　エ　園児一人一人の生活のリズム,発達の過程,在園時間などに応じ,活動内容のバランスや調和を図りながら,適切な食事や休息がとれるようにすること。
6　園児の健康及び安全は,園児の生命の保持と健やかな生活の基本であり,幼保連携型認定こども園の生活全体を通して健康や安全に関する管理や指導,食育の推進等に十分留意すること。
7　保護者に対する子育ての支援に当たっては,この章に示す幼保連携型認定こども園における教育及び保育の基本及び目標を踏まえ,子どもに対する学校としての教育及び児童福祉施設としての保育並びに保護者に対する子育ての支援について相互に有機的な連携が図られるようにすること。また,幼保連携型認定こども園の目的の達成に資するため,保護者が子どもの成長に気付き子育ての喜びが感じられるよう,幼保連携型認定こども園の特性を生かした子育ての支援に努めること。

第2章　ねらい及び内容並びに配慮事項

　この章に示すねらいは,幼保連携型認定こども園の教育及び保育において育みたい資質・能力を園児の生活する姿から捉えたものであり,内容は,ねらいを達成するために指導する事項である。各視点や領域は,この時期の発達の特徴を踏まえ,教育及び保育のねらい及び内容を乳幼児の発達の側面から,乳児は三つの視点として,幼児は五つの領域としてまとめ,示したものである。内容の取扱いは,園児の発達を踏まえた指導を行うに当たって留意すべき事項である。
　各視点や領域に示すねらいは,幼保連携型認定こども園における生活の全体を通じ,園児が様々な体験を積み重ねる中で相互に関連をもちながら次第に達成に向かうものであること,内容は,園児が環境に関わって展開する具体的な活動を通して総合的に指導されるものであることに留意しなければならない。
　また,「幼児期の終わりまでに育ってほしい姿」が,ねらい及び内容に基づく活動全体を通して資質・能力が育まれている園児の幼保連携型認定こども園修了時の具体的な姿であることを踏まえ,指導を行う際に考慮するものとする。
　なお,特に必要な場合には,各視点や領域に示すねらいの趣旨に基づいて適切な,具体的な内容を工夫し,それを加えても差し支えないが,その場合には,それが第1章の第1に示す幼保連携型認定こども園の教育及び保育の基本及び目標を逸脱しないよう慎重に配慮する必要がある。

第1　乳児期の園児の保育に関するねらい及び内容
　基本的事項
　1　乳児期の発達については,視覚,聴覚などの感覚や,座る,はう,歩くなどの運動機能が著しく発達し,特定の大人との応答的な関わりを通じて,情緒的な絆(きずな)が形成されるといった特徴がある。これらの発達の特徴を踏まえて,乳児期の園児の保育は,愛情豊かに,応答的に行われることが特に必要である。
　2　本項においては,この時期の発達の特徴を踏まえ,乳児期の園児の保育のねらい及び内容については,身体的発達に関する視点「健やかに伸び伸びと育つ」,社会的発達に関する視点「身近な人と気持ちが通じ合う」及び精神的発達に関する視点「身近なものと関わり感性が育つ」としてまとめ,示している。
　ねらい及び内容
　健やかに伸び伸びと育つ
　〔健康な心と体を育て,自ら健康で安全な生活をつくり出す力の基盤を培う。〕

1 ねらい
 (1) 身体感覚が育ち，快適な環境に心地よさを感じる。
 (2) 伸び伸びと体を動かし，はう，歩くなどの運動をしようとする。
 (3) 食事，睡眠等の生活のリズムの感覚が芽生える。
2 内容
 (1) 保育教諭等の愛情豊かな受容の下で，生理的・心理的欲求を満たし，心地よく生活をする。
 (2) 一人一人の発育に応じて，はう，立つ，歩くなど，十分に体を動かす。
 (3) 個人差に応じて授乳を行い，離乳を進めていく中で，様々な食品に少しずつ慣れ，食べることを楽しむ。
 (4) 一人一人の生活のリズムに応じて，安全な環境の下で十分に午睡をする。
 (5) おむつ交換や衣服の着脱などを通じて，清潔になることの心地よさを感じる。
3 内容の取扱い
 上記の取扱いに当たっては，次の事項に留意する必要がある。
 (1) 心と体の健康は，相互に密接な関連があるものであることを踏まえ，温かい触れ合いの中で，心と体の発達を促すこと。特に，寝返り，お座り，はいはい，つかまり立ち，伝い歩きなど，発育に応じて，遊びの中で体を動かす機会を十分に確保し，自ら体を動かそうとする意欲が育つようにすること。
 (2) 健康な心と体を育てるためには望ましい食習慣の形成が重要であることを踏まえ，離乳食が完了期へと徐々に移行する中で，様々な食品に慣れるようにするとともに，和やかな雰囲気の中で食べる喜びや楽しさを味わい，進んで食べようとする気持ちが育つようにすること。なお，食物アレルギーのある園児への対応については，学校医等の指示や協力の下に適切に対応すること。

身近な人と気持ちが通じ合う
〔受容的・応答的な関わりの下で，何かを伝えようとする意欲や身近な大人との信頼関係を育て，人と関わる力の基盤を培う。〕
1 ねらい
 (1) 安心できる関係の下で，身近な人と共に過ごす喜びを感じる。
 (2) 体の動きや表情，発声等により，保育教諭等と気持ちを通わせようとする。
 (3) 身近な人と親しみ，関わりを深め，愛情や信頼感が芽生える。
2 内容
 (1) 園児からの働き掛けを踏まえた，応答的な触れ合いや言葉掛けによって，欲求が満たされ，安定感をもって過ごす。
 (2) 体の動きや表情，発声，喃語等を優しく受け止めてもらい，保育教諭等とのやり取りを楽しむ。
 (3) 生活や遊びの中で，自分の身近な人の存在に気付き，親しみの気持ちを表す。
 (4) 保育教諭等による語り掛けや歌い掛け，発声や喃語等への応答を通じて，言葉の理解や発語の意欲が育つ。
 (5) 温かく，受容的な関わりを通じて，自分を肯定する気持ちが芽生える。
3 内容の取扱い
 上記の取扱いに当たっては，次の事項に留意する必要がある。
 (1) 保育教諭等との信頼関係に支えられて生活を確立していくことが人と関わる基盤となることを考慮して，園児の多様な感情を受け止め，温かく受容的・応答的に関わり，一人一人に応じた適切な援助を行うようにすること。
 (2) 身近な人に親しみをもって接し，自分の感情などを表し，それに相手が応答する言葉を聞くことを通して，次第に言葉が獲得されていくことを考慮して，楽しい雰囲気の中での保育教諭等との関わり合いを大切にし，ゆっくりと優しく話し掛けるなど，積極的に言葉のやり取りを楽しむことができるようにすること。

身近なものと関わり感性が育つ
〔身近な環境に興味や好奇心をもって関わり，感じたことや考えたことを表現する力の基盤を培う。〕
1 ねらい
 (1) 身の回りのものに親しみ，様々なものに興味や関心をもつ。
 (2) 見る，触れる，探索するなど，身近な環境に自分から関わろうとする。
 (3) 身体の諸感覚による認識が豊かになり，表情や手足，体の動き等で表現する。
2 内容
 (1) 身近な生活用具，玩具や絵本などが用意された中で，身の回りのものに対する興味や好奇心をもつ。
 (2) 生活や遊びの中で様々なものに触れ，音，形，色，手触りなどに気付き，感覚の働きを豊かにする。
 (3) 保育教諭等と一緒に様々な色彩や形のものや絵本などを見る。
 (4) 玩具や身の回りのものを，つまむ，つかむ，たたく，引っ張るなど，手や指を使って遊ぶ。

(5) 保育教諭等のあやし遊びに機嫌よく応じたり，歌やリズムに合わせて手足や体を動かして楽しんだりする。
3　内容の取扱い
　上記の取扱いに当たっては，次の事項に留意する必要がある。
　(1) 玩具などは，音質，形，色，大きさなど園児の発達状態に応じて適切なものを選び，その時々の園児の興味や関心を踏まえるなど，遊びを通して感覚の発達が促されるものとなるように工夫すること。なお，安全な環境の下で，園児が探索意欲を満たして自由に遊べるよう，身の回りのものについては常に十分な点検を行うこと。
　(2) 乳児期においては，表情，発声，体の動きなどで，感情を表現することが多いことから，これらの表現しようとする意欲を積極的に受け止め，園児が様々な活動を楽しむことを通して表現が豊かになるようにすること。

第2　満1歳以上満3歳未満の園児の保育に関するねらい及び内容
基本的事項
1　この時期においては，歩き始めから，歩く，走る，跳ぶなどへと，基本的な運動機能が次第に発達し，排泄(せつ)の自立のための身体的機能も整うようになる。つまむ，めくるなどの指先の機能も発達し，食事，衣類の着脱なども，保育教諭等の援助の下で自分で行うようになる。発声も明瞭になり，語彙も増加し，自分の意思や欲求を言葉で表出できるようになる。このように自分でできることが増えてくる時期であることから，保育教諭等は，園児の生活の安定を図りながら，自分でしようとする気持ちを尊重し，温かく見守るとともに，愛情豊かに，応答的に関わることが必要である。
2　本項においては，この時期の発達の特徴を踏まえ，保育のねらい及び内容について，心身の健康に関する領域「健康」，人との関わりに関する領域「人間関係」，身近な環境との関わりに関する領域「環境」，言葉の獲得に関する領域「言葉」及び感性と表現に関する領域「表現」としてまとめ，示している。

ねらい及び内容
健康
〔健康な心と体を育て，自ら健康で安全な生活をつくり出す力を養う。〕
　1　ねらい
　(1) 明るく伸び伸びと生活し，自分から体を動かすことを楽しむ。
　(2) 自分の体を十分に動かし，様々な動きをしようとする。
　(3) 健康，安全な生活に必要な習慣に気付き，自分でしてみようとする気持ちが育つ。
　2　内容
　(1) 保育教諭等の愛情豊かな受容の下で，安定感をもって生活をする。
　(2) 食事や午睡，遊びと休息など，幼保連携型認定こども園における生活のリズムが形成される。
　(3) 走る，跳ぶ，登る，押す，引っ張るなど全身を使う遊びを楽しむ。
　(4) 様々な食品や調理形態に慣れ，ゆったりとした雰囲気の中で食事や間食を楽しむ。
　(5) 身の回りを清潔に保つ心地よさを感じ，その習慣が少しずつ身に付く。
　(6) 保育教諭等の助けを借りながら，衣類の着脱を自分でしようとする。
　(7) 便器での排泄(せつ)に慣れ，自分で排泄(せつ)ができるようになる。
　3　内容の取扱い
　上記の取扱いに当たっては，次の事項に留意する必要がある。
　(1) 心と体の健康は，相互に密接な関連があるものであることを踏まえ，園児の気持ちに配慮した温かい触れ合いの中で，心と体の発達を促すこと。特に，一人一人の発育に応じて，体を動かす機会を十分に確保し，自ら体を動かそうとする意欲が育つようにすること。
　(2) 健康な心と体を育てるためには望ましい食習慣の形成が重要であることを踏まえ，ゆったりとした雰囲気の中で食べる喜びや楽しさを味わい，進んで食べようとする気持ちが育つようにすること。なお，食物アレルギーのある園児への対応については，学校医等の指示や協力の下に適切に対応すること。
　(3) 排泄の習慣については，一人一人の排尿間隔等を踏まえ，おむつが汚れていないときに便器に座らせるなどにより，少しずつ慣れさせるようにすること。
　(4) 食事，排泄(せつ)，睡眠，衣類の着脱，身の回りを清潔にすることなど，生活に必要な基本的な習慣については，一人一人の状態に応じ，落ち着いた雰囲気の中で行うようにし，園児が自分でしようとする気持ちを尊重すること。また，基本的な生活習慣の形成に当たっては，家庭での生活経験に配慮し，家庭との適切な連携の下で行うようにすること。

人間関係
〔他の人々と親しみ，支え合って生活するために，自立心を育て，人と関わる力を養う。〕

1　ねらい
（1）幼保連携型認定こども園での生活を楽しみ，身近な人と関わる心地よさを感じる。
（2）周囲の園児等への興味・関心が高まり，関わりをもとうとする。
（3）幼保連携型認定こども園の生活の仕方に慣れ，きまりの大切さに気付く。
2　内容
（1）保育教諭等や周囲の園児等との安定した関係の中で，共に過ごす心地よさを感じる。
（2）保育教諭等の受容的・応答的な関わりの中で，欲求を適切に満たし，安定感をもって過ごす。
（3）身の回りに様々な人がいることに気付き，徐々に他の園児と関わりをもって遊ぶ。
（4）保育教諭等の仲立ちにより，他の園児との関わり方を少しずつ身につける。
（5）幼保連携型認定こども園の生活の仕方に慣れ，きまりがあることや，その大切さに気付く。
（6）生活や遊びの中で，年長児や保育教諭等の真似をしたり，ごっこ遊びを楽しんだりする。
3　内容の取扱い
上記の取扱いに当たっては，次の事項に留意する必要がある。
（1）保育教諭等との信頼関係に支えられて生活を確立するとともに，自分で何かをしようとする気持ちが旺盛になる時期であることに鑑み，そのような園児の気持ちを尊重し，温かく見守るとともに，愛情豊かに，応答的に関わり，適切な援助を行うようにすること。
（2）思い通りにいかない場合等の園児の不安定な感情の表出については，保育教諭等が受容的に受け止めるとともに，そうした気持ちから立ち直る経験や感情をコントロールすることへの気付き等につなげていけるように援助すること。
（3）この時期は自己と他者との違いの認識がまだ十分ではないことから，園児の自我の育ちを見守るとともに，保育教諭等が仲立ちとなって，自分の気持ちを相手に伝えることや相手の気持ちに気付くことの大切さなど，友達の気持ちや友達との関わり方を丁寧に伝えていくこと。

環境
〔周囲の様々な環境に好奇心や探究心をもって関わり，それらを生活に取り入れていこうとする力を養う。〕
1　ねらい
（1）身近な環境に親しみ，触れ合う中で，様々なものに興味や関心をもつ。
（2）様々なものに関わる中で，発見を楽しんだり，考えたりしようとする。
（3）見る，聞く，触れるなどの経験を通して，感覚の働きを豊かにする。
2　内容
（1）安全で活動しやすい環境での探索活動等を通して，見る，聞く，触れる，嗅ぐ，味わうなどの感覚の働きを豊かにする。
（2）玩具，絵本，遊具などに興味をもち，それらを使った遊びを楽しむ。
（3）身の回りの物に触れる中で，形，色，大きさ，量などの物の性質や仕組みに気付く。
（4）自分の物と人の物の区別や，場所的感覚など，環境を捉える感覚が育つ。
（5）身近な生き物に気付き，親しみをもつ。
（6）近隣の生活や季節の行事などに興味や関心をもつ。
3　内容の取扱い上記の取扱いに当たっては，次の事項に留意する必要がある。
（1）玩具などは，音質，形，色，大きさなど園児の発達状態に応じて適切なものを選び，遊びを通して感覚の発達が促されるように工夫すること。
（2）身近な生き物との関わりについては，園児が命を感じ，生命の尊さに気付く経験へとつながるものであることから，そうした気付きを促すような関わりとなるようにすること。
（3）地域の生活や季節の行事などに触れる際には，社会とのつながりや地域社会の文化への気付きにつながるものとなることが望ましいこと。その際，幼保連携型認定こども園内外の行事や地域の人々との触れ合いなどを通して行うこと等も考慮すること。

言葉
〔経験したことや考えたことなどを自分なりの言葉で表現し，相手の話す言葉を聞こうとする意欲や態度を育て，言葉に対する感覚や言葉で表現する力を養う。〕
1　ねらい
（1）言葉遊びや言葉で表現する楽しさを感じる。
（2）人の言葉や話などを聞き，自分でも思ったことを伝えようとする。
（3）絵本や物語等に親しむとともに，言葉のやり取りを通じて身近な人と気持ちを通わせる。
2　内容
（1）保育教諭等の応答的な関わりや話し掛けにより，自ら言葉を使おうとする。
（2）生活に必要な簡単な言葉に気付き，聞き分ける。
（3）親しみをもって日常の挨拶に応じる。
（4）絵本や紙芝居を楽しみ，簡単な言葉を繰り返したり，模倣をしたりして遊ぶ。

(5) 保育教諭等とごっこ遊びをする中で、言葉のやり取りを楽しむ。
　(6) 保育教諭等を仲立ちとして、生活や遊びの中で友達との言葉のやり取りを楽しむ。
　(7) 保育教諭等や友達の言葉や話に興味や関心をもって、聞いたり、話したりする。
3　内容の取扱い
　上記の取扱いに当たっては、次の事項に留意する必要がある。
　(1) 身近な人に親しみをもって接し、自分の感情などを伝え、それに相手が応答し、その言葉を聞くことを通して、次第に言葉が獲得されていくものであることを考慮して、楽しい雰囲気の中で保育教諭等との言葉のやり取りができるようにすること。
　(2) 園児が自分の思いを言葉で伝えるとともに、他の園児の話などを聞くことを通して、次第に話を理解し、言葉による伝え合いができるようになるよう、気持ちや経験等の言語化を行うことを援助するなど、園児同士の関わりの仲立ちを行うようにすること。
　(3) この時期は、片言から、二語文、ごっこ遊びでのやり取りができる程度へと、大きく言葉の習得が進む時期であることから、それぞれの園児の発達の状況に応じて、遊びや関わりの工夫など、保育の内容を適切に展開することが必要であること。

表現
〔感じたことや考えたことを自分なりに表現することを通して、豊かな感性や表現する力を養い、創造性を豊かにする。〕
1　ねらい
　(1) 身体の諸感覚の経験を豊かにし、様々な感覚を味わう。
　(2) 感じたことや考えたことなどを自分なりに表現しようとする。
　(3) 生活や遊びの様々な体験を通して、イメージや感性が豊かになる。
2　内容
　(1) 水、砂、土、紙、粘土など様々な素材に触れて楽しむ。
　(2) 音楽、リズムやそれに合わせた体の動きを楽しむ。
　(3) 生活の中で様々な音、形、色、手触り、動き、味、香りなどに気付いたり、感じたりして楽しむ。
　(4) 歌を歌ったり、簡単な手遊びや全身を使う遊びを楽しんだりする。
　(5) 保育教諭等からの話や、生活や遊びの中での出来事を通して、イメージを豊かにする。
　(6) 生活や遊びの中で、興味のあることや経験したことなどを自分なりに表現する。
3　内容の取扱い
　上記の取扱いに当たっては、次の事項に留意する必要がある。
　(1) 園児の表現は、遊びや生活の様々な場面で表出されているものであることから、それらを積極的に受け止め、様々な表現の仕方や感性を豊かにする経験となるようにすること。
　(2) 園児が試行錯誤しながら様々な表現を楽しむことや、自分の力でやり遂げる充実感などに気付くよう、温かく見守るとともに、適切な援助を行うようにすること。
　(3) 様々な感情の表現等を通じて、園児が自分の感情や気持ちに気付くようになる時期であることに鑑み、受容的な関わりの中で自信をもって表現をすることや、諦めずに続けた後の達成感等を感じられるような経験が蓄積されるようにすること。
　(4) 身近な自然や身の回りの事物に関わる中で、発見や心が動く経験が得られるよう、諸感覚を働かせることを楽しむ遊びや素材を用意するなど保育の環境を整えること。

第3　満3歳以上の園児の教育及び保育に関するねらい及び内容
基本的事項
1　この時期においては、運動機能の発達により、基本的な動作が一通りできるようになるとともに、基本的な生活習慣もほぼ自立できるようになる。理解する語彙数が急激に増加し、知的興味や関心も高まってくる。仲間と遊び、仲間の中の一人という自覚が生じ、集団的な遊びや協同的な活動も見られるようになる。これらの発達の特徴を踏まえて、この時期の教育及び保育においては、個の成長と集団としての活動の充実が図られるようにしなければならない。
2　本項においては、この時期の発達の特徴を踏まえ、教育及び保育のねらい及び内容について、心身の健康に関する領域「健康」、人との関わりに関する領域「人間関係」、身近な環境との関わりに関する領域「環境」、言葉の獲得に関する領域「言葉」及び感性と表現に関する領域「表現」としてまとめ、示している。

ねらい及び内容
健康
〔健康な心と体を育て、自ら健康で安全な生活をつくり出す力を養う。〕
1　ねらい
　(1) 明るく伸び伸びと行動し、充実感を味わう。
　(2) 自分の体を十分に動かし、進んで運動しようとす

る。
　(3) 健康，安全な生活に必要な習慣や態度を身に付け，見通しをもって行動する。
2　内容
　(1) 保育教諭等や友達と触れ合い，安定感をもって行動する。
　(2) いろいろな遊びの中で十分に体を動かす。
　(3) 進んで戸外で遊ぶ。
　(4) 様々な活動に親しみ，楽しんで取り組む。
　(5) 保育教諭等や友達と食べることを楽しみ，食べ物への興味や関心をもつ。
　(6) 健康な生活のリズムを身に付ける。
　(7) 身の回りを清潔にし，衣服の着脱，食事，排泄(せつ)などの生活に必要な活動を自分でする。
　(8) 幼保連携型認定こども園における生活の仕方を知り，自分たちで生活の場を整えながら見通しをもって行動する。
　(9) 自分の健康に関心をもち，病気の予防などに必要な活動を進んで行う。
　(10) 危険な場所，危険な遊び方，災害時などの行動の仕方が分かり，安全に気を付けて行動する。
3　内容の取扱い
　上記の取扱いに当たっては，次の事項に留意する必要がある。
　(1) 心と体の健康は，相互に密接な関連があるものであることを踏まえ，園児が保育教諭等や他の園児との温かい触れ合いの中で自己の存在感や充実感を味わうことなどを基盤として，しなやかな心と体の発達を促すこと。特に，十分に体を動かす気持ちよさを体験し，自ら体を動かそうとする意欲が育つようにすること。
　(2) 様々な遊びの中で，園児が興味や関心，能力に応じて全身を使って活動することにより，体を動かす楽しさを味わい，自分の体を大切にしようとする気持ちが育つようにすること。その際，多様な動きを経験する中で，体の動きを調整するようにすること。
　(3) 自然の中で伸び伸びと体を動かして遊ぶことにより，体の諸機能の発達が促されることに留意し，園児の興味や関心が戸外にも向くようにすること。その際，園児の動線に配慮した園庭や遊具の配置などを工夫すること。
　(4) 健康な心と体を育てるためには食育を通じた望ましい食習慣の形成が大切であることを踏まえ，園児の食生活の実情に配慮し，和やかな雰囲気の中で保育教諭等や他の園児と食べる喜びや楽しさを味わったり，様々な食べ物への興味や関心をもったりするなどし，食の大切さに気付き，進んで食べようとする気持ちが育つようにすること。
　(5) 基本的な生活習慣の形成に当たっては，家庭での生活経験に配慮し，園児の自立心を育て，園児が他の園児と関わりながら主体的な活動を展開する中で，生活に必要な習慣を身に付け，次第に見通しをもって行動できるようにすること。
　(6) 安全に関する指導に当たっては，情緒の安定を図り，遊びを通して安全についての構えを身に付け，危険な場所や事物などが分かり，安全についての理解を深めるようにすること。また，交通安全の習慣を身に付けるようにするとともに，避難訓練などを通して，災害などの緊急時に適切な行動がとれるようにすること。

人間関係
〔他の人々と親しみ，支え合って生活するために，自立心を育て，人と関わる力を養う。〕
1　ねらい
　(1) 幼保連携型認定こども園の生活を楽しみ，自分の力で行動することの充実感を味わう。
　(2) 身近な人と親しみ，関わりを深め，工夫したり，協力したりして一緒に活動する楽しさを味わい，愛情や信頼感をもつ。
　(3) 社会生活における望ましい習慣や態度を身に付ける。
2　内容
　(1) 保育教諭等や友達と共に過ごすことの喜びを味わう。
　(2) 自分で考え，自分で行動する。
　(3) 自分でできることは自分でする。
　(4) いろいろな遊びを楽しみながら物事をやり遂げようとする気持ちをもつ。
　(5) 友達と積極的に関わりながら喜びや悲しみを共感し合う。
　(6) 自分の思ったことを相手に伝え，相手の思っていることに気付く。
　(7) 友達のよさに気付き，一緒に活動する楽しさを味わう。
　(8) 友達と楽しく活動する中で，共通の目的を見いだし，工夫したり，協力したりなどする。
　(9) よいことや悪いことがあることに気付き，考えながら行動する。
　(10) 友達との関わりを深め，思いやりをもつ。
　(11) 友達と楽しく生活する中できまりの大切さに気付き，守ろうとする。
　(12) 共同の遊具や用具を大切にし，皆で使う。
　(13) 高齢者をはじめ地域の人々などの自分の生活に

関係の深いいろいろな人に親しみをもつ。
3 内容の取扱い
　上記の取扱いに当たっては，次の事項に留意する必要がある。
(1) 保育教諭等との信頼関係に支えられて自分自身の生活を確立していくことが人と関わる基盤となることを考慮し，園児が自ら周囲に働き掛けることにより多様な感情を体験し，試行錯誤しながら諦めずにやり遂げることの達成感や，前向きな見通しをもって自分の力で行うことの充実感を味わうことができるよう，園児の行動を見守りながら適切な援助を行うようにすること。
(2) 一人一人を生かした集団を形成しながら人と関わる力を育てていくようにすること。その際，集団の生活の中で，園児が自己を発揮し，保育教諭等や他の園児に認められる体験をし，自分のよさや特徴に気付き，自信をもって行動できるようにすること。
(3) 園児が互いに関わりを深め，協同して遊ぶようになるため，自ら行動する力を育てるようにするとともに，他の園児と試行錯誤しながら活動を展開する楽しさや共通の目的が実現する喜びを味わうことができるようにすること。
(4) 道徳性の芽生えを培うに当たっては，基本的な生活習慣の形成を図るとともに，園児が他の園児との関わりの中で他人の存在に気付き，相手を尊重する気持ちをもって行動できるようにし，また，自然や身近な動植物に親しむことなどを通して豊かな心情が育つようにすること。特に，人に対する信頼感や思いやりの気持ちは，葛藤やつまずきをも体験し，それらを乗り越えることにより次第に芽生えてくることに配慮すること。
(5) 集団の生活を通して，園児が人との関わりを深め，規範意識の芽生えが培われることを考慮し，園児が保育教諭等との信頼関係に支えられて自己を発揮する中で，互いに思いを主張し，折り合いを付ける体験をし，きまりの必要性などに気付き，自分の気持ちを調整する力が育つようにすること。
(6) 高齢者をはじめ地域の人々などの自分の生活に関係の深いいろいろな人と触れ合い，自分の感情や意志を表現しながら共に楽しみ，共感し合う体験を通して，これらの人々などに親しみをもち，人と関わることの楽しさや人の役に立つ喜びを味わうことができるようにすること。また，生活を通して親や祖父母などの家族の愛情に気付き，家族を大切にしようとする気持ちが育つようにすること。

環境
〔周囲の様々な環境に好奇心や探究心をもって関わり，それらを生活に取り入れていこうとする力を養う。〕
1 ねらい
(1) 身近な環境に親しみ，自然と触れ合う中で様々な事象に興味や関心をもつ。
(2) 身近な環境に自分から関わり，発見を楽しんだり，考えたりし，それを生活に取り入れようとする。
(3) 身近な事象を見たり，考えたり，扱ったりする中で，物の性質や数量，文字などに対する感覚を豊かにする。
2 内容
(1) 自然に触れて生活し，その大きさ，美しさ，不思議さなどに気付く。
(2) 生活の中で，様々な物に触れ，その性質や仕組みに興味や関心をもつ。
(3) 季節により自然や人間の生活に変化のあることに気付く。
(4) 自然などの身近な事象に関心をもち，取り入れて遊ぶ。
(5) 身近な動植物に親しみをもって接し，生命の尊さに気付き，いたわったり，大切にしたりする。
(6) 日常生活の中で，我が国や地域社会における様々な文化や伝統に親しむ。
(7) 身近な物を大切にする。
(8) 身近な物や遊具に興味をもって関わり，自分なりに比べたり，関連付けたりしながら考えたり，試したりして工夫して遊ぶ。
(9) 日常生活の中で数量や図形などに関心をもつ。
(10) 日常生活の中で簡単な標識や文字などに関心をもつ。
(11) 生活に関係の深い情報や施設などに興味や関心をもつ。
(12) 幼保連携型認定こども園内外の行事において国旗に親しむ。
3 内容の取扱い
　上記の取扱いに当たっては，次の事項に留意する必要がある。
(1) 園児が，遊びの中で周囲の環境と関わり，次第に周囲の世界に好奇心を抱き，その意味や操作の仕方に関心をもち，物事の法則性に気付き，自分なりに考えることができるようになる過程を大切にすること。また，他の園児の考えなどに触れて新しい考えを生み出す喜びや楽しさを味わい，自分の考えをよりよいものにしようとする気持ちが育つようにすること。
(2) 幼児期において自然のもつ意味は大きく，自然の大きさ，美しさ，不思議さなどに直接触れる体験を

通して，園児の心が安らぎ，豊かな感情，好奇心，思考力，表現力の基礎が培われることを踏まえ，園児が自然との関わりを深めることができるよう工夫すること。
(3) 身近な事象や動植物に対する感動を伝え合い，共感し合うことなどを通して自分から関わろうとする意欲を育てるとともに，様々な関わり方を通してそれらに対する親しみや畏敬の念，生命を大切にする気持ち，公共心，探究心などが養われるようにすること。
(4) 文化や伝統に親しむ際には，正月や節句など我が国の伝統的な行事，国歌，唱歌，わらべうたや我が国の伝統的な遊びに親しんだり，異なる文化に触れる活動に親しんだりすることを通じて，社会とのつながりの意識や国際理解の意識の芽生えなどが養われるようにすること。
(5) 数量や文字などに関しては，日常生活の中で園児自身の必要感に基づく体験を大切にし，数量や文字などに関する興味や関心，感覚が養われるようにすること。

言葉
〔経験したことや考えたことなどを自分なりの言葉で表現し，相手の話す言葉を聞こうとする意欲や態度を育て，言葉に対する感覚や言葉で表現する力を養う。〕
1 ねらい
(1) 自分の気持ちを言葉で表現する楽しさを味わう。
(2) 人の言葉や話などをよく聞き，自分の経験したことや考えたことを話し，伝え合う喜びを味わう。
(3) 日常生活に必要な言葉が分かるようになるとともに，絵本や物語などに親しみ，言葉に対する感覚を豊かにし，保育教諭等や友達と心を通わせる。
2 内容
(1) 保育教諭等や友達の言葉や話に興味や関心をもち，親しみをもって聞いたり，話したりする。
(2) したり，見たり，聞いたり，感じたり，考えたりなどしたことを自分なりに言葉で表現する。
(3) したいこと，してほしいことを言葉で表現したり，分からないことを尋ねたりする。
(4) 人の話を注意して聞き，相手に分かるように話す。
(5) 生活の中で必要な言葉が分かり，使う。
(6) 親しみをもって日常の挨拶をする。
(7) 生活の中で言葉の楽しさや美しさに気付く。
(8) いろいろな体験を通じてイメージや言葉を豊かにする。
(9) 絵本や物語などに親しみ，興味をもって聞き，想像をする楽しさを味わう。

(10) 日常生活の中で，文字などで伝える楽しさを味わう。
3 内容の取扱い
上記の取扱いに当たっては，次の事項に留意する必要がある。
(1) 言葉は，身近な人に親しみをもって接し，自分の感情や意志などを伝え，それに相手が応答し，その言葉を聞くことを通して次第に獲得されていくものであることを考慮して，園児が保育教諭等や他の園児と関わることにより心を動かされるような体験をし，言葉を交わす喜びを味わえるようにすること。
(2) 園児が自分の思いを言葉で伝えるとともに，保育教諭等や他の園児などの話を興味をもって注意して聞くことを通して次第に話を理解するようになっていき，言葉による伝え合いができるようにすること。
(3) 絵本や物語などで，その内容と自分の経験とを結び付けたり，想像を巡らせたりするなど，楽しみを十分に味わうことによって，次第に豊かなイメージをもち，言葉に対する感覚が養われるようにすること。
(4) 園児が生活の中で，言葉の響きやリズム，新しい言葉や表現などに触れ，これらを使う楽しさを味わえるようにすること。その際，絵本や物語に親しんだり，言葉遊びなどをしたりすることを通して，言葉が豊かになるようにすること。
(5) 園児が日常生活の中で，文字などを使いながら思ったことや考えたことを伝える喜びや楽しさを味わい，文字に対する興味や関心をもつようにすること。

表現
〔感じたことや考えたことを自分なりに表現することを通して，豊かな感性や表現する力を養い，創造性を豊かにする。〕
1 ねらい
(1) いろいろなものの美しさなどに対する豊かな感性をもつ。
(2) 感じたことや考えたことを自分なりに表現して楽しむ。
(3) 生活の中でイメージを豊かにし，様々な表現を楽しむ。
2 内容
(1) 生活の中で様々な音，形，色，手触り，動きなどに気付いたり，感じたりするなどして楽しむ。
(2) 生活の中で美しいものや心を動かす出来事に触れ，イメージを豊かにする。
(3) 様々な出来事の中で，感動したことを伝え合う楽

しさを味わう。
　(4) 感じたこと，考えたことなどを音や動きなどで表現したり，自由にかいたり，つくったりなどする。
　(5) いろいろな素材に親しみ，工夫して遊ぶ。
　(6) 音楽に親しみ，歌を歌ったり，簡単なリズム楽器を使ったりなどする楽しさを味わう。
　(7) かいたり，つくったりすることを楽しみ，遊びに使ったり，飾ったりなどする。
　(8) 自分のイメージを動きや言葉などで表現したり，演じて遊んだりするなどの楽しさを味わう。
 3　内容の取扱い
　　上記の取扱いに当たっては，次の事項に留意する必要がある。
　(1) 豊かな感性は，身近な環境と十分に関わる中で美しいもの，優れたもの，心を動かす出来事などに出会い，そこから得た感動を他の園児や保育教諭等と共有し，様々に表現することなどを通して養われるようにすること。その際，風の音や雨の音，身近にある草や花の形や色など自然の中にある音，形，色などに気付くようにすること。
　(2) 幼児期の自己表現は素朴な形で行われることが多いので，保育教諭等はそのような表現を受容し，園児自身の表現しようとする意欲を受け止めて，園児が生活の中で園児らしい様々な表現を楽しむことができるようにすること。
　(3) 生活経験や発達に応じ，自ら様々な表現を楽しみ，表現する意欲を十分に発揮させることができるように，遊具や用具などを整えたり，様々な素材や表現の仕方に親しんだり，他の園児の表現に触れられるよう配慮したりし，表現する過程を大切にして自己表現を楽しめるように工夫すること。

第4　教育及び保育の実施に関する配慮事項
 1　満3歳未満の園児の保育の実施については，以下の事項に配慮するものとする。
　(1) 乳児は疾病への抵抗力が弱く，心身の機能の未熟さに伴う疾病の発生が多いことから，一人一人の発育及び発達状態や健康状態についての適切な判断に基づく保健的な対応を行うこと。また，一人一人の園児の生育歴の違いに留意しつつ，欲求を適切に満たし，特定の保育教諭等が応答的に関わるように努めること。更に，乳児期の園児の保育に関わる職員間の連携や学校医との連携を図り，第3章に示す事項を踏まえ，適切に対応すること。栄養士及び看護師等が配置されている場合は，その専門性を生かした対応を図ること。乳児期の園児の保育においては特に，保護者との信頼関係を築きながら保育を進めるとともに，保護者からの相談に応じ支援に努めていくこと。なお，担当の保育教諭等が替わる場合には，園児のそれまでの生育歴や発達の過程に留意し，職員間で協力して対応すること。
　(2) 満1歳以上満3歳未満の園児は，特に感染症にかかりやすい時期であるので，体の状態，機嫌，食欲などの日常の状態の観察を十分に行うとともに，適切な判断に基づく保健的な対応を心掛けること。また，探索活動が十分できるように，事故防止に努めながら活動しやすい環境を整え，全身を使う遊びなど様々な遊びを取り入れること。更に，自我が形成され，園児が自分の感情や気持ちに気付くようになる重要な時期であることに鑑み，情緒の安定を図りながら，園児の自発的な活動を尊重するとともに促していくこと。なお，担当の保育教諭等が替わる場合には，園児のそれまでの経験や発達の過程に留意し，職員間で協力して対応すること。
 2　幼保連携型認定こども園における教育及び保育の全般において以下の事項に配慮するものとする。
　(1) 園児の心身の発達及び活動の実態などの個人差を踏まえるとともに，一人一人の園児の気持ちを受け止め，援助すること。
　(2) 園児の健康は，生理的・身体的な育ちとともに，自主性や社会性，豊かな感性の育ちとがあいまってもたらされることに留意すること。
　(3) 園児が自ら周囲に働き掛け，試行錯誤しつつ自分の力で行う活動を見守りながら，適切に援助すること。
　(4) 園児の入園時の教育及び保育に当たっては，できるだけ個別的に対応し，園児が安定感を得て，次第に幼保連携型認定こども園の生活になじんでいくようにするとともに，既に入園している園児に不安や動揺を与えないようにすること。
　(5) 園児の国籍や文化の違いを認め，互いに尊重する心を育てるようにすること。
　(6) 園児の性差や個人差にも留意しつつ，性別などによる固定的な意識を植え付けることがないようにすること。

　　　第3章　健康及び安全

　幼保連携型認定こども園における園児の健康及び安全は，園児の生命の保持と健やかな生活の基本となるものであり，第1章及び第2章の関連する事項と併せ，次に示す事項について適切に対応するものとする。その際，養護教諭や看護師，栄養教諭や栄養士等が配置されている場合には，学校医等と共に，これらの者がそれぞれの専門性を生

かしながら，全職員が相互に連携し，組織的かつ適切な対応を行うことができるような体制整備や研修を行うことが必要である。

第1　健康支援
1　健康状態や発育及び発達の状態の把握
(1) 園児の心身の状態に応じた教育及び保育を行うために，園児の健康状態や発育及び発達の状態について，定期的・継続的に，また，必要に応じて随時，把握すること。
(2) 保護者からの情報とともに，登園時及び在園時に園児の状態を観察し，何らかの疾病が疑われる状態や傷害が認められた場合には，保護者に連絡するとともに，学校医と相談するなど適切な対応を図ること。
(3) 園児の心身の状態等を観察し，不適切な養育の兆候が見られる場合には，市町村（特別区を含む。以下同じ。）や関係機関と連携し，児童福祉法第25条に基づき，適切な対応を図ること。また，虐待が疑われる場合には，速やかに市町村又は児童相談所に通告し，適切な対応を図ること。

2　健康増進
(1) 認定こども園法第27条において準用する学校保健安全法（昭和33年法律第56号）第5条の学校保健計画を作成する際は，教育及び保育の内容並びに子育ての支援等に関する全体的な計画に位置づくものとし，全ての職員がそのねらいや内容を踏まえ，園児一人一人の健康の保持及び増進に努めていくこと。
(2) 認定こども園法第27条において準用する学校保健安全法第13条第1項の健康診断を行ったときは，認定こども園法第27条において準用する学校保健安全法第14条の措置を行い，教育及び保育に活用するとともに，保護者が園児の状態を理解し，日常生活に活用できるようにすること。

3　疾病等への対応
(1) 在園時に体調不良や傷害が発生した場合には，その園児の状態等に応じて，保護者に連絡するとともに，適宜，学校医やかかりつけ医等と相談し，適切な処置を行うこと。
(2) 感染症やその他の疾病の発生予防に努め，その発生や疑いがある場合には必要に応じて学校医，市町村，保健所等に連絡し，その指示に従うとともに，保護者や全ての職員に連絡し，予防等について協力を求めること。また，感染症に関する幼保連携型認定こども園の対応方法について，あらかじめ関係機関の協力を得ておくこと。
(3) アレルギー疾患を有する園児に関しては，保護者と連携し，医師の診断及び指示に基づき，適切な対応を行うこと。また，食物アレルギーに関して，関係機関と連携して，当該幼保連携型認定こども園の体制構築など，安全な環境の整備を行うこと。
(4) 園児の疾病等の事態に備え，保健室の環境を整え，救急用の薬品，材料等を適切な管理の下に常備し，全ての職員が対応できるようにしておくこと。

第2　食育の推進
1　幼保連携型認定こども園における食育は，健康な生活の基本としての食を営む力の育成に向け，その基礎を培うことを目標とすること。
2　園児が生活と遊びの中で，意欲をもって食に関わる体験を積み重ね，食べることを楽しみ，食事を楽しみ合う園児に成長していくことを期待するものであること。
3　乳幼児期にふさわしい食生活が展開され，適切な援助が行われるよう，教育及び保育の内容並びに子育ての支援等に関する全体的な計画に基づき，食事の提供を含む食育の計画を作成し，指導計画に位置付けるとともに，その評価及び改善に努めること。
4　園児が自らの感覚や体験を通して，自然の恵みとしての食材や食の循環・環境への意識，調理する人への感謝の気持ちが育つように，園児と調理員等との関わりや，調理室など食に関する環境に配慮すること。
5　保護者や地域の多様な関係者との連携及び協働の下で，食に関する取組が進められること。また，市町村の支援の下に，地域の関係機関との日常的な連携を図り，必要な協力が得られるよう努めること。
6　体調不良，食物アレルギー，障害のある園児など，園児一人一人の心身の状態等に応じ，学校医，かかりつけ医等の指示や協力の下に適切に対応すること。

第3　環境及び衛生管理並びに安全管理
1　環境及び衛生管理
(1) 認定こども園法第27条において準用する学校保健安全法第6条の学校環境衛生基準に基づき幼保連携型認定こども園の適切な環境の維持に努めるとともに，施設内外の設備，用具等の衛生管理に努めること。
(2) 認定こども園法第27条において準用する学校保健安全法第6条の学校環境衛生基準に基づき幼保連携型認定こども園の施設内外の適切な環境の維持に努めるとともに，園児及び全職員が清潔を保つようにすること。また，職員は衛生知識の向上に努めること。

2 事故防止及び安全対策
 (1) 在園時の事故防止のために，園児の心身の状態等を踏まえつつ，認定こども園法第27条において準用する学校保健安全法第27条の学校安全計画の策定等を通じ，全職員の共通理解や体制づくりを図るとともに，家庭や地域の関係機関の協力の下に安全指導を行うこと。
 (2) 事故防止の取組を行う際には，特に，睡眠中，プール活動・水遊び中，食事中等の場面では重大事故が発生しやすいことを踏まえ，園児の主体的な活動を大切にしつつ，施設内外の環境の配慮や指導の工夫を行うなど，必要な対策を講じること。
 (3) 認定こども園法第27条において準用する学校保健安全法第29条の危険等発生時対処要領に基づき，事故の発生に備えるとともに施設内外の危険箇所の点検や訓練を実施すること。また，外部からの不審者等の侵入防止のための措置や訓練など不測の事態に備え必要な対応を行うこと。更に，園児の精神保健面における対応に留意すること。

第4 災害への備え
 1 施設・設備等の安全確保
 (1) 認定こども園法第27条において準用する学校保健安全法第29条の危険等発生時対処要領に基づき，災害等の発生に備えるとともに，防火設備，避難経路等の安全性が確保されるよう，定期的にこれらの安全点検を行うこと。
 (2) 備品，遊具等の配置，保管を適切に行い，日頃から，安全環境の整備に努めること。
 2 災害発生時の対応体制及び避難への備え
 (1) 火災や地震などの災害の発生に備え，認定こども園法第27条において準用する学校保健安全法第29条の危険等発生時対処要領を作成する際には，緊急時の対応の具体的内容及び手順，職員の役割分担，避難訓練計画等の事項を盛り込むこと。
 (2) 定期的に避難訓練を実施するなど，必要な対応を図ること。
 (3) 災害の発生時に，保護者等への連絡及び子どもの引渡しを円滑に行うため，日頃から保護者との密接な連携に努め，連絡体制や引渡し方法等について確認をしておくこと。
 3 地域の関係機関等との連携
 (1) 市町村の支援の下に，地域の関係機関との日常的な連携を図り，必要な協力が得られるよう努めること。
 (2) 避難訓練については，地域の関係機関や保護者との連携の下に行うなど工夫すること。

第4章　子育ての支援

　幼保連携型認定こども園における保護者に対する子育ての支援は，子どもの利益を最優先して行うものとし，第1章及び第2章等の関連する事項を踏まえ，子どもの育ちを家庭と連携して支援していくとともに，保護者及び地域が有する子育てを自ら実践する力の向上に資するよう，次の事項に留意するものとする。

第1 子育ての支援全般に関わる事項
 1 保護者に対する子育ての支援を行う際には，各地域や家庭の実態等を踏まえるとともに，保護者の気持ちを受け止め，相互の信頼関係を基本に，保護者の自己決定を尊重すること。
 2 教育及び保育並びに子育ての支援に関する知識や技術など，保育教諭等の専門性や，園児が常に存在する環境など，幼保連携型認定こども園の特性を生かし，保護者が子どもの成長に気付き子育ての喜びを感じられるように努めること。
 3 保護者に対する子育ての支援における地域の関係機関等との連携及び協働を図り，園全体の体制構築に努めること。
 4 子どもの利益に反しない限りにおいて，保護者や子どものプライバシーを保護し，知り得た事柄の秘密を保持すること。

第2 幼保連携型認定こども園の園児の保護者に対する子育ての支援
 1 日常の様々な機会を活用し，園児の日々の様子の伝達や収集，教育及び保育の意図の説明などを通じて，保護者との相互理解を図るよう努めること。
 2 教育及び保育の活動に対する保護者の積極的な参加は，保護者の子育てを自ら実践する力の向上に寄与するだけでなく，地域社会における家庭や住民の子育てを自ら実践する力の向上及び子育ての経験の継承につながるきっかけとなる。これらのことから，保護者の参加を促すとともに，参加しやすいよう工夫すること。
 3 保護者の生活形態が異なることを踏まえ，全ての保護者の相互理解が深まるように配慮すること。その際，保護者同士が子育てに対する新たな考えに出会い気付き合えるよう工夫すること。
 4 保護者の就労と子育ての両立等を支援するため，保護者の多様化した教育及び保育の需要に応じて病児保育事業など多様な事業を実施する場合には，保護者の状況に配慮するとともに，園児の福祉が尊重されるよ

う努め，園児の生活の連続性を考慮すること。
5 　地域の実態や保護者の要請により，教育を行う標準的な時間の終了後等に希望する園児を対象に一時預かり事業などとして行う活動については，保育教諭間及び家庭との連携を密にし，園児の心身の負担に配慮すること。その際，地域の実態や保護者の事情とともに園児の生活のリズムを踏まえつつ，必要に応じて，弾力的な運用を行うこと。
6 　園児に障害や発達上の課題が見られる場合には，市町村や関係機関と連携及び協力を図りつつ，保護者に対する個別の支援を行うよう努めること。
7 　外国籍家庭など，特別な配慮を必要とする家庭の場合には，状況等に応じて個別の支援を行うよう努めること。
8 　保護者に育児不安等が見られる場合には，保護者の希望に応じて個別の支援を行うよう努めること。
9 　保護者に不適切な養育等が疑われる場合には，市町村や関係機関と連携し，要保護児童対策地域協議会で検討するなど適切な対応を図ること。また，虐待が疑われる場合には，速やかに市町村又は児童相談所に通告し，適切な対応を図ること。

第3　地域における子育て家庭の保護者等に対する支援
1 　幼保連携型認定こども園において，認定こども園法第2条第12項に規定する子育て支援事業を実施する際には，当該幼保連携型認定こども園がもつ地域性や専門性などを十分に考慮して当該地域において必要と認められるものを適切に実施すること。また，地域の子どもに対する一時預かり事業などの活動を行う際には，一人一人の子どもの心身の状態などを考慮するとともに，教育及び保育との関連に配慮するなど，柔軟に活動を展開できるようにすること。
2 　市町村の支援を得て，地域の関係機関等との積極的な連携及び協働を図るとともに，子育ての支援に関する地域の人材の積極的な活用を図るよう努めること。また，地域の要保護児童への対応など，地域の子どもを巡る諸課題に対し，要保護児童対策地域協議会など関係機関等と連携及び協力して取り組むよう努めること。
3 　幼保連携型認定こども園は，地域の子どもが健やかに育成される環境を提供し，保護者に対する総合的な子育ての支援を推進するため，地域における乳幼児期の教育及び保育の中心的な役割を果たすよう努めること。

〈監修者紹介〉
無藤　隆（むとう　たかし）
　　白梅学園大学大学院特任教授
　　文科省中央教育審議会教育課程部会幼児教育部会 主査
　　内閣府子ども子育て会議 会長　等歴任

《幼稚園教育要領 改訂
　保育所保育指針 改定　　　　》について
　幼保連携型認定こども園教育・保育要領 改訂

編集・制作　株式会社　同文書院
112-0002
東京都文京区小石川 5-24-3
TEL 03-3812-7777　　FAX 03-3812-8456